药酒·药浴·药粥

李春深◎编著

天津出版传媒集团

天津科学技术出版社

本书具有让你"时间耗费少，养生知识掌握好"的方法

免费获取专属于你的《药酒·药浴·药粥》阅读服务方案

循序渐进式阅读？省时高效式阅读？深入研究式阅读？由你选择！
建议配合二维码一起使用本书

◆ **本书可免费获取三大个性化阅读服务方案**

1、**轻松阅读**：为你提供简单易懂的辅助阅读资源，每天读一点，简单了解本书知识；
2、**高效阅读**：为你提供高效阅读技巧，花少量时间掌握方法，专攻本书核心知识，快速掌握本书精华；
3、**深度阅读**：为你提供更全面、更深度的拓展阅读资源，辅助你对本书知识进行深入研究，透彻理解，牢固掌握本书知识。

★不论你只是想循序渐进、轻松阅读本书，还是想掌握方法，快速阅读本书，或者想获取本书丰富资料，对本书知识进行深入研究，都可以通过微信扫描【本页】的二维码，根据指引，选择你的阅读方式，免费获得专属于你的个性化读书方案。帮你时间花的少，阅读效果好。

◆ **个性化阅读服务方案三大亮点**

时间管理	阅读资料	社群共读
科学时间计划	**精准资料匹配**	**阅读心得交流**

图书在版编目（CIP）数据

药酒·药浴·药粥 / 李春深编著 . – – 天津：天津科学技术出版社，2018.1（2020.9 重印）

ISBN 978 – 7 – 5576 – 3437 – 7

Ⅰ．①药… Ⅱ．①李… Ⅲ．①药酒 – 配方 ②药浴疗法 ③粥 – 食物疗法 Ⅳ．①R289.5②R244.9③R247.1

中国版本图书馆 CIP 数据核字（2017）第 169211 号

药酒·药浴·药粥
YAOJIU YAOYU YAOZHOU
责任编辑：孟祥刚

出 版：天津出版传媒集团
天津科学技术出版社
地 址：天津市西康路 35 号
邮 编：300051
电 话：（022）23332390
网 址：www. tjkjcbs. com. cn
发 行：新华书店经销
印 刷：唐山富达印务有限公司

开本 670×960 1/16 印张 16 字数 300 000
2020 年 9 月第 1 版第 2 次印刷
定价：58.00 元

前　言

　　随着当今社会老龄化问题的日益突出，人们追求健康调养、益寿延年的心愿越来越迫切，中医养生正成为现代人的生活时尚，成为保健养生的重要选择。而药酒、药浴、药粥疗法起源悠久，应用广泛，经济实用，深受广大人民群众的喜爱并加以选用。

　　酒有"通血脉、行药势、温肠胃、御风寒"等多种作用，被奉为"百药之长"。将强身健体的中药与酒"溶"于一体的药酒，不仅配制方便、药性稳定、安全有效，而且因为酒精是一种良好的半极性有机溶剂，中药的各种有效成分都易溶于其中，药借酒力、酒助药势而充分发挥其效力，提高疗效。药酒主要具有补血益气、滋阴温阳的滋补强身之效，同时酒本身又有辛散温通的功效。因此药酒疗法可广泛应用于各种慢性虚损性疾患的防治，并能抗衰老、延年益寿。

　　药浴疗法是中华医学的经典外治法之一，是中国古人的伟大智慧结晶，从古至今，被历代医家所推崇。伟大爱国诗人屈原在《云中君》里记述："浴兰汤兮沐芳华。"药浴曾一度盛行在宫廷和贵族当中，显示出其疗法的尊贵与奇效。药浴疗法具有简、便、验、廉的特点，且使用方便，无须特殊设备，不受环境条件的过多限制，所用药物价廉易得又疗效显著，患者乐于接受。

　　药粥是由富含淀粉的粮食，如米、麦、玉米等加入适宜的药物和一定比例的水煮成的半流质饮食，它以粥为基础，又有药的功效，是食疗和药疗相结合的剂型，具有制作方便、易于消化吸收的特点。药粥疗法最早见于春秋战国时期，《史记·扁鹊仓公列传》中记载有：淳于意（仓公）用火齐粥为齐王治病。我国最早记载的食用药粥方，是来自于长沙马王堆汉墓出土的十四种医学方剂书。书中记载有眼青梁米粥治疗蛇咬伤，用加热石块煮米汁内服治疗肛门痒痛等方。汉代医圣张仲景善用米与药同煮作为药方，开创了使用药粥之先河。此后的医家如孙思邈、陈直、忽思慧、邹铉等在探索药粥疗法、收集粥方等方面做出了卓越贡献，为后世留下了宝贵财富，使得人们对药粥的益处也有了更加广泛深入的了解。当下，药粥作为一种治疗保健方法，正在为人类的健康发挥着巨大的作用。

为方便读者利用药酒、药浴、药粥养生祛病，我们组织专家从浩如烟海的资料文献中撷取部分取材容易、制作方便，实用性、有效性、安全性较好的药酒、药浴、药粥配方，介绍给广大读者，以发扬中医药的精粹。全书共分为三部分，第一部分主要介绍药酒的起源与发展，药酒的特色和作用，药酒的炮制、储存与服用，药酒的适用范围和禁忌等，并针对日常常见的一些病症，分门别类地收录了历代文献所记300余道药酒方，每个药酒方下设药材配方、泡制方法、功能效用、饮用、储藏、注意事项等内容，让读者知其然，亦知其所以然。第二部分主要介绍药浴的发展历史、作用机制与功效，药浴的分类及使用方法，药浴的安全知识，为读者介绍了具有清热解毒、发散风热、活血化瘀、美容祛毒等作用的80余款经典药浴方，并针对内科、外科、妇科、男科、骨伤科等疾病，遴选了相应的药浴方进行调理。第三部分介绍了药粥的基础知识，药粥的常用药材和食材，药粥的禁忌和制作，并收录了针对感冒、咳嗽、高血压病、贫血、腹泻、胃炎、失眠等常见病症的近百种药粥方，每个药粥方下设做法、原料、功效、性味归经、适用疗效、用法用量、食用禁忌等内容，普通读者都能一看就懂，一学就会。

需要注意的是，药酒、药浴、药粥在治病保健方面虽然特色优势明显，但并不适合所有病症，有些人群更需避免。此外，中药存在不少同名异物的现象，不懂医者拿不准的中药最好咨询中药师，或在中医师的指导下使用，以免对身体造成危害。

目 录

第一篇 传统药酒

第二篇　传统药浴

第三篇　传统药粥

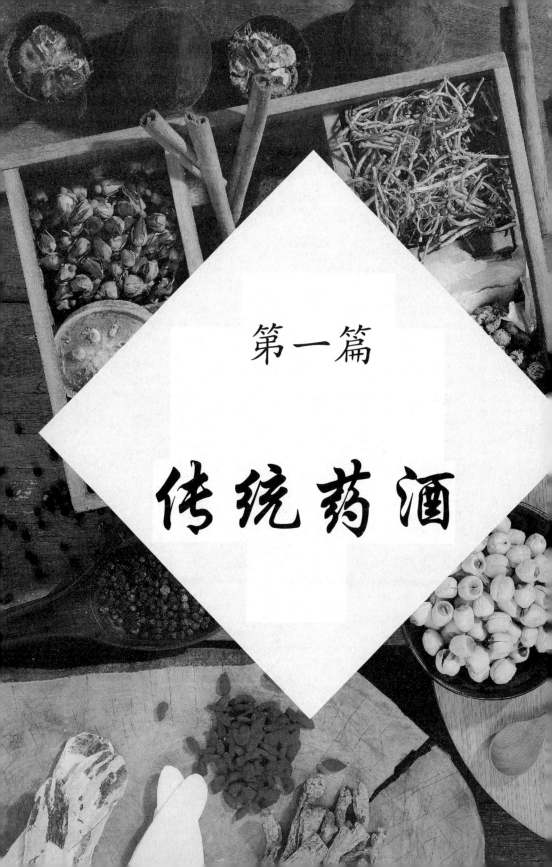

第一篇

传统药酒

第一章
药酒的相关知识

药酒的起源与发展

药酒是选配适当中药材，用度数适宜的白酒或黄酒为溶媒，经过必要的加工，浸出其有效成分而制成的澄明液体。在传统工艺中，也有在酿酒过程加入适宜的中药材酿制药酒的方法。

药酒应用于防治疾病，在我国医药史上已处于重要的地位，成为历史悠久的传统剂型之一，至今在国内外医疗保健事业中享有较高的声誉。本文将为大家介绍药酒的起源与发展历史。

1. 药酒的起源

我国最古老的药酒酿制方，是在1973年马王堆出土的帛书《养生方》和《杂疗方》中。从《养生方》的现存文字中，可以辨识的药酒方共有五个：

（1）用麦冬（即颠棘）配合秫米等酿制的药酒（原题："以颠棘为浆方"治"老不起"）。

（2）用黍米、稻米等制成的药酒（"为醴方"治"老不起"）。

（3）用石膏、藁本、牛膝等药酿制的药酒。

（4）用漆和乌喙（乌头）等药物酿制的药酒。

（5）用漆、节（玉竹）、黍、稻、乌喙等酿制的药酒。

《杂疗方》中酿制的药酒只有一方，即用智（不详何物）和薜荔根等药放入瓶（古代一种炊事用蒸器）内制成醴酒。其中大多数资料已不齐，比较完整的是《养生方》"醪利中"的第二方。该方包括了整个药酒制作过程，服用方法，功能主治等内容，是酿制药酒工艺最早的完整记载，也是我国药学史上重要史料。

2. 药酒的发展

早在新石器时代晚期的龙山文化遗址中，就曾发现过很多陶制酒器。远古时代的酒要保存不易，所以大多数是将药物加入到酿酒原料中一起发酵的。采用药物与酿酒原料同时发酵的方法，由于发酵时间较长，药物成分可充分溶出。

殷商时代，酿酒业更加普遍。当时已掌握了曲蘖酿酒的技术。从甲骨文的记载可以看出，商朝对酒极为珍重，把酒作为重要的祭祀品。

到了周代，饮酒之风盛行，已设有专门管理酿酒的官员，称"酒正"，酿酒的技术也日臻完善，到西周时期，已有较好的医学分科和医事制度。

先秦时期，中医的发展已达到可观的程度，中国的医学典籍《黄帝内经》也出于这个时代。

到了汉代，随着中药方剂的发展，药酒便渐渐成为其中的一部分，其表现是临床应用的针对性大大加强，疗效也进一步得到提高。采用酒煎煮法和酒浸渍法大约始于汉代。

隋唐时期，是药酒使用较为广泛的时期，许多经典典籍都收录了大量的药酒和补酒的配方和制法。记载最丰富的当数孙思邈的《千金方》，共有药酒方 80 余种，涉及补益强身，内、外、妇科等几个方面，对酒及酒剂的不良反应也有一定认识，针对当时一些嗜酒纵欲所致的种种病状，研制了不少相应的解酒方剂。

宋朝时期，由于科学技术的发展，制酒事业也有所发展。由于雕版印刷的发明，加上政府对医学事业的重视，使得当时中医临床和理论得到了发展，对药酒的功效也渐渐从临床上升到理论。

元代具有当时世界各国最繁华的都城。国内外名酒荟萃，种类繁多，更成为元代宫廷的特色。由蒙古族营养学家忽思慧编撰的《饮膳正要》就是在这个时期产生的，它是我国第一部营养学专著，共 3 卷，于天历三年（1330年）成书。

明代宫廷建有御酒房，专造各种名酒，尚有"御制药酒五味汤、珍珠红、长春酒"，当时民间作坊也有不少药酒制作出售，都成为人们常酿的传统节令酒类，其中有不少就是药酒。举世闻名的《本草纲目》是由明代医学家李时珍编撰而成，收集了大量前人和当代人的药酒配方，据统计有200多种，绝大多数是便方，具有用药少、简便易行的特点。

清代乾隆初年，就以"酒品之多，京师为最"了。清代王孟英所编撰的一部食疗名著《随息居饮食谱》中的烧酒一栏就附有7种保健药酒的配方、制法和疗效，大多以烧酒为酒基，可增加药中有效成分的溶解。在清宫佳酿中，也有一定数量的药酒，如夜合枝酒，即为清官御制之一大药酒。

在元明清时期，我国已经积累了大量的医学文献，前人的宝贵经验受到了元明清时期医家的普遍重视，因而出版了不少著作，如元代忽思慧的《饮膳正要》、明代朱棣等人的《普济方》、方贤的《奇效良方》、王肯堂的《证治准绳》等；其中明清两代更是药酒新配方不断涌现的时期，如明代吴某的《扶寿精方》、龚庭贤的《万病回春》《寿世保元》、清代孙伟的《良朋汇集经验神方》、陶承熹的《惠直堂经验方》、项友清的《同寿录》等。

民国时期，由于战乱频繁，药酒研制工作和其他行业一样，也受到一定影响，进展不大。中华人民共和国成立以后，政府对中医中药事业的发展十分重视，建立了不少中医医院，中医药院校，开办药厂，发展中药事业，使药酒的研制工作呈现出新的局面。

药酒的作用

药酒就是将一些药材合理搭配，按照一定比例和方法，与酒配制成一种可用于保健、治疗的酒剂。药酒的特点表现在适应范围广、便于服用、吸收迅速、有效掌握剂量，还有比其他剂型的药物容易保存、见效快、疗效高等优点上。

从根本上讲，药酒的医疗保健作用大致分为两种：一种是对人体有滋补作用的补益性药酒；另一种是针对某些疾病起防治作用的治疗性药酒。具体作用如下：

（1）理气活血

气是构成人体和维持人体生命活动的最基本物质；血具有濡养滋润全身脏腑组织的作用，是神志活动的主要物质基础。药酒能起到益气补血、振奋精神、增强食欲、调理身心等作用，效果显著。

（2）滋阴补阳

阴虚则热、阳虚则寒，阴阳的偏盛、偏衰都有可能产生病症。药酒的作用在于，通过调和阴阳，利用其相互交感、对立制约、互根互用、消长平衡、相互转化的特点，达到壮肾阳、滋肾阴的目的，对人体健康至关重要。

（3）舒筋健骨

肾主骨生髓，骨骼的生长、发育、修复，全赖肾的滋养；肝主筋，肝之气血可以养筋。药酒可以起到补肾、补肝的作用，从而达到舒筋健骨的功效。

（4）补脾和胃

脾主运化、主升清、主统血；胃主受纳、主通降，脾和胃相表里，共同完成饮食的消化吸收及其精微的输布，从而滋养全身。肺病日久则可影响到脾，导致脾的功能失调、气虚，从而出现不良症状。

（5）养肝明目

肝开窍于目，又有藏血功效；眼依赖于血濡养来发挥视觉功能，而肝病往往反映于目。药酒可以起到保肝护肝、增强视力的作用。

（6）益智安神

在现代生活中，人们遭受着内在和外在的双重压力，身体不堪负荷，常会出现"亚健康"的症状。心主血脉、主藏神，应养心血、补心气，使心的气血充盈，才能有效推动血行，达到精神旺盛的目的，也应时常注意情志调节，凝神定心。

由此可见，药酒的作用是多种多样的，既有医疗作用，又有滋补保健作用，乃一举两得之功，真可谓善饮也。

如何泡制药酒

泡制药酒，是决定药酒最后成品质量好坏的重要环节。从器具挑选、药材准备到具体制作，每一个步骤都需要精准到位。不熟悉泡酒酿制过程的人，可以先向其他有经验的人学习之后再实践，或者在专人指导下完成，以便更快掌握内容方法。本文将告诉大家如何正确泡制药酒。

1. 泡酒前的准备工作

药酒服用简便，疗效显著，家庭中亦可自制，但要掌握正确的方法。在制作药酒前，必须做好几项准备工作：

①保持作坊清洁，严格按照卫生要求执行。要做到"三无"，即无灰尘、无沉积、无污染，配制人员亦要保持清洁，闲杂人等一律不准进入场地。

②凡是药酒都有不同的配方和制作工艺要求，并不是每种配方都适合家庭配制，如果对药性、剂量不甚清楚，又不懂药酒配制常识，则切勿盲目配制饮用药酒。所以要根据自身生产条件来选择安全可靠的药酒配方。

③选择配制药酒，一定要辨清真伪，切忌用假酒配制，以免造成不良后果。按配方选用中药，一定要选用正宗中药材，切忌用假冒伪劣药材。对于来源于民间验方中的中药，首先要弄清其品名、规格，要防止同名异物而造成用药错误。

④准备好基质用酒。目前用于配制药酒的酒类，除白酒外，还有医用酒精（忌用工业酒精）、黄酒、葡萄酒、米酒和烧酒等多种，具体选用何种酒，要按配方需要和疾病而定。

⑤制作前，一般都要将配方中药材切成薄片，或捣碎成粒状。凡坚硬的皮、根、茎等植物药材可切成 3 毫米厚的薄片，草质茎、根可

切成 3 厘米长碎段，种子类药材可以用棒击碎。同时，在配制前要将加工后的药材洗净、冻干后方能使用。

⑥处理动物药材时，宜先除去内脏及污物（毒蛇应去头），用清水洗净，用火炉或烤箱烘烤，使之散发出微微的香味。烘烤不仅可除去水分，还可以达到灭菌的效果，并保持浸泡酒的酒精浓度。还可使有效成分更易溶于酒中，饮用起来也有香醇的感受。

⑦药酒制作工具按照中医传统的习惯，除了一些特殊的药酒之外，煎煮中药一般选用砂锅等非金属的容器。

⑧要熟悉和掌握配制药酒常识及制作工艺技术。

2. 泡酒的具体制作方法

一般来说，现代药酒的制作多选用 50% ~60% 的白酒，因为 50% 浓度或以上的酒在浸泡过程中能最大限度地杀灭中草药材中夹带的病菌，以及有害的微生物、寄生虫及虫卵等，使之能在安全的条件下饮用，更有利于中药材中有效成分的溶出。对于不善于饮酒的人，或者根据病情需要，可以选用低度白酒、黄酒、米酒或果酒等基质酒，但浸出时间要适当延长，或复出次数适当增加，以保证药物中有效成分的溶出。

制作药酒时，通常是将中药材浸泡在酒中一段时间，致使中药材中的有效成分充分溶解在酒中，随后过滤去渣，方可使用。

目前一般常用的泡酒制作方法有如下几种：

（1）冷浸法

冷浸法最为简单，尤其适合家庭配制药酒。

以消脂酒为例，制作方法步骤如下：

①将所用药材切薄片。

②装入洁净纱布袋中。

③将纱布袋放入容器中。

④加入白酒，密封浸泡 15 日。

⑤拿掉纱布袋，加入蜂蜜混匀。

⑥取药液饮用。

（2）**煎煮法**

以当归荆芥酒为例，制作过程如下：

①将所用药材切薄片。

②将药材放入砂锅中加白酒。

③用火熬煮。

④取药液饮用。

（3）**热浸法**

热浸法是一种古老而有效的药酒制作方法。

①将药材和白酒（或其他类型的酒）放在砂锅或搪瓷罐等容器中，然后放到更大的盛水锅中炖煮。

②一般在药面出现泡沫时，即可离火。

③趁热密封，静置半月左右，过滤去渣即得药酒。

（4）**酿酒法**

①将药材加水煎熬，过滤去渣后浓缩成药片，也可直接压榨取汁。

②将糯米煮成饭。

③将药汁、糯米饭和酒曲搅拌均匀，放入干净的容器中，密封浸泡 10 天左右，待其发酵后滤渣，即得药酒。

（5）**渗滤法**

渗滤法适用于药厂生产。

①将药材研磨成粗粉，加入适量的白酒浸润 2~4 小时，使药材充分膨胀。

②将浸润后的药材分次均匀地装入底部垫有脱脂棉的渗滤器中，每次装好后用木棒压紧。

③装好药材后，上面盖上纱布，并压上一层洗净的小石子，以免加入白酒后使药粉浮起。

④打开渗滤器下口的开关，慢慢地从渗滤器上部加进白酒，当液体自下口流出时，关闭上口开关，从而使流出的液体倒入渗滤器内。

⑤加入白酒至高出药粉面数厘米为止，然后加盖放置 1~2 天，打开下口开关，使渗源液缓缓流出。

⑥按规定量收集渗源液，加入矫味剂搅匀，溶解后密封静置数日，再滤出药液，添加白酒至规定量，即得药液。

药酒的服用与贮藏

服用药酒，不仅仅是喝这么简单，还需要通过药酒的具体效用来决定患者本身应该使用哪些药酒。哪些药酒用于内服，哪些药酒用于外敷，服用时剂量、规格如何，等等，都是需要注意的地方。

配制好的药酒，不可能立即服用完毕，还有如何贮藏药酒的问题。根据药酒的特性，选取合适的环境封存药酒，使药酒得以完好保存，发挥更大的药效，也是非常重要的一个步骤。

1. 药酒的服用方法

药酒大多数为中药材加上酒泡制而成的，因此药酒也属于药的一种形式，也有其适宜的症状、不良反应以及毒性，所以在服用药酒时掌握服用方法和剂量是非常重要的。

药酒服用方法一般分为内服和外用两种。外用法一般按照要求使用即可，内服法则要严格根据药酒所适宜的功效来使用。

（1）服用药酒时要适度

根据不同人的不同情况，一般每次可饮用10~30毫升，每天2~3次，或根据病情以及所用药物的性质和浓度来调整。酒量小的患者，可在服用药酒的同时，加入适量清水，或兑入其他饮品一同服用，以减小高度数药酒的刺激性气味。饮用药酒应病愈即止，不宜长久服用。

（2）服用药酒时要注意时间

通常在饭前或睡前服用，一般佐膳服用，以温饮较佳，使药性得以迅速吸收，更好地发挥药性的温通补益作用。有些药酒也应因季节的变化而用量不同，一般夏季炎热可适当减少服用量，冬季寒冷则可适当增加服用量。

（3）服用药酒时要注意年龄和生理特点

若老人或小孩服用，要适当减少药量，也要注意观察服用后有无不良反应，或尽量采用外服法；若女性服用，要注意在妊娠期和哺乳期一般不宜饮用药酒，在行经期不宜服用活血功能较强的药酒。

（4）尽量避免同时服用其他药物

服用药酒时要尽量避免同时服用其他药物，若不同治疗作用的药酒交叉使用，可能影响治疗效果。

（5）不宜加糖或冰糖

服用药酒时，不宜加糖或冰糖，以免影响药效，最好加一点儿蜜糖，因为蜜糖性温和，加入药酒后不仅可以减少药酒对肠胃的刺激，还有利于保持和提高药效。

（6）药酒出现酸败味时忌服

一旦出现药酒质地混浊、絮状物明显、颜色变暗、表面有一层油膜、酒味转淡、有很明显的酸败味道等情况时，证明该药酒不适宜再服用了。

2. 药酒的贮藏要点

如果药酒的贮藏方法不当，不仅容易使药酒受到污染甚至变质，而且还会影响药酒的疗效。因此，对于一些服用药酒的人来说，掌握一些药酒的贮藏方法是十分必要的。通常情况下，贮藏药酒应注意以下几个要点：

①首先应该将用来盛装药酒的容器清洗干净，然后用开水烫一遍，这样可以消毒。

②药酒配制完毕后，应及时装入合适的容器中，并盖上盖密封保存。

③贮藏药酒的地方最好选择在阴凉、通风干燥处，温度在 10~20℃为宜。夏季储藏药酒要避免阳光的直接照射，同时要做好防火措施，因强烈的光照可破坏药酒内的有效成分及稳定性和色泽，使药物功效降低；如果用黄酒或米酒配制药酒时，冬天要避免受冻变质，一般贮藏在不低于 5℃ 的环境下。

④贮藏药酒时切忌与汽油、煤油、农药以及带强烈刺激性味道的物品一同存放，以免药酒变质、变味，影响了治疗的效果。

⑤配制好的药酒最好贴上标签，并写上所用药酒的名称、作用、配制时间、用量等详细的内容，以免时间久了发生混乱辨认不清，造成不必要的麻烦，甚至导致误用错饮而引起身体不适。

⑥当药酒的颜色不再加深，表明药物的有效成分已经停止渗出，药酒浓度已达到最大，就可以服用了。一般来说，动物类药酒浸泡1~2周才可以服用，而植物类药酒3~5天就可以了。有些贵重药材，可反复浸泡，离喝光尚有1寸的液高时，再次倒入新酒继续浸泡。

药酒的适用范围与使用禁忌

由于药酒所含的药物成分不同，其功能效用也会有所不同，故适应的群体、病症也往往大不相同，因此，在选择药酒之前，首先应该弄清楚所选药酒的适用范围以及禁忌，综合考虑之后再做出选择。只有对症选药酒，才能产生较好的疗效，否则，因为药酒选用不当或随意服用，可能会产生负面的影响，严重时甚至危及生命。因此，本篇将告诉您药酒的适用范围以及使用禁忌，希望对您有所帮助。

1. 药酒的适用范围

①防治疾病。由于所选取的药材不同，不同的药酒可以治疗内科、外科、骨科、男科、儿科等近百种疾病。很多疾病都可以通过药酒来慢慢治疗，药酒相对于西药来说，对身体的副作用较小，而且效果也甚佳。

②延年益寿。选择合适的中药材来制作药酒，能增强人体免疫功能，改善体质，可以保持旺盛的精力，对中老年人有很大的益处，可以延长人的寿命。

③美容养颜。选择合适的药酒对女性朋友来说也有很多好处，可以补血养颜、美白护肤，是爱美女性的很好选择。

④防癌抗癌。选择合适的药材来制作药酒，可以达到防癌抗癌的作用。

2. 药酒的使用禁忌

①儿童、青少年最好不要采用药酒疗法。

②对酒精过敏、患皮肤病的人，应禁用或慎用药酒。

③高血压患者宜戒酒，或尽量少服药酒。

④冠心病、心血管疾病、糖尿病患者病情较为严重时，不宜采用药酒疗法。

⑤消化系统溃疡较重者不宜服用药酒。

⑥肝炎患者由于肝脏解毒功能降低，饮酒后酒精在肝脏内聚集，会使肝细胞受到损害而进一步降低解毒功能，加重病情，因此不宜服用药酒。

⑦女性在妊娠期和哺乳期不宜服用药酒，在正常行经期也不宜饮用活血功能强的药酒。

⑧育龄夫妇忌饮酒过多，容易破坏性行为，并抑制性功能。

⑨用药酒治病可单用，必要时也可与中药汤剂或其他的外治法配合治疗。

⑩外用药酒绝不可内服，以免中毒，危及身体。

第二章
防治心脑血管疾病的药酒

高血压病

复方杜仲酊

【使用方法】口服。每日 2 次，每次 2~5 毫升。

【贮藏方法】放在干燥阴凉避光处保存。

【注意事项】低血压患者忌服。

【药材配方】黄芩 200 克、金银花 200 克、生杜仲 200 克、桑寄生 200 克、红花 2 克、白酒 2 升、当归 100 克、通草 10 克。

制作方法

1. 把诸药材捣碎，装入纱布袋中。
2. 把布袋放入容器中，加入白酒。
3. 密封浸泡约 15 日后拿掉纱布袋即可饮用。

功能效用

杜仲具有补肝肾、强筋骨、安胎气、降血压的功效。此款药酒具有镇静降压功效，适用于高血压病、肾虚腰痛等不适症状。

竹酒

【**使用方法**】口服。每日 2 次，每次 20 毫升。

【**贮藏方法**】放在干燥阴凉避光处保存。

【**注意事项**】低血压患者忌服。

【**药材配方**】嫩竹 120 克、白酒 1 升。

制作方法

将嫩竹捣碎，装入洁净纱布袋中。

将纱布袋放入合适的容器中，倒入白酒密封。

密封 12 日后即可服用。

功能效用

嫩竹性寒味甘淡，具有清热除烦，生津利尿之功效。此款药酒具有降低血压、强筋健骨、清热利窍的功效，适用于原发性高血压、痔疮、便秘等疾病。

桑葚降压酒

【**使用方法**】口服。每日 2 次，每次 15 毫升。

【**贮藏方法**】放在干燥阴凉避光处保存。

【**注意事项**】脾胃虚寒、便溏者忌服。

【**药材配方**】酒曲 40 克、桑葚 200 克、糯米 1 千克。

制作方法

1. 把桑葚捣碎入锅，加入 800 毫升的水煎汁，浓缩至 100 毫升左右待用。

2. 把糯米用水浸后沥干，放入锅中蒸到半熟。

3. 把桑葚汁倒入蒸好的糯米中，加入研成细末的酒曲，搅拌均匀后密封，使其发酵，如周围温度过低，可用稻草或棉花围在四周进行保温，约 10 日后味甜即可饮用。

功能效用

此款药酒具有养肝明目、滋阴补肾、润燥止渴、生津润肺的功效。主治高血压、眩晕耳鸣、心悸失眠、内热消渴、血虚便秘、神经衰弱、肝肾阴亏等症。

高脂血症

消脂酒

【使用方法】口服。每日 2 次，每次 20~30 毫升。

【贮藏方法】放在干燥阴凉避光处保存。

【注意事项】孕妇不宜服用。

【药材配方】山楂片 60 克、泽泻 60 克、丹参 60 克、香菇 60 克、蜂蜜 300 克、白酒 1 升。

制作方法

1. 把上述药材切成薄片，装入洁净纱布袋中。

2. 把装有药材的纱布袋放入合适的容器中，倒入白酒后密封。

3. 浸泡约 15 日后拿掉纱布袋。

4. 加入蜂蜜混匀后即可饮用。

功能效用

山楂片有消食化积、活血散瘀的功效；泽泻具有显著的利尿、降压、降血糖、抗脂肪肝的功效；丹参具有凉血消痈、清心除烦、养血安神的功效。此款药酒具有补脾健胃、活血祛脂的功效，适用于高脂血症。

玉竹长寿酒

【使用方法】口服。每日 2 次，每次 10~20 毫升。

【贮藏方法】放在干燥阴凉避光处保存。

【注意事项】①痰湿气滞者忌服；②脾虚便溏者慎服。

【药材配方】玉竹 60 克、白芍 60 克、制首乌 40 克、当归 40 克、党参 40 克、白酒 2 升。

制作方法

1. 将玉竹、白芍、当归、制首乌、党参分别捣碎，放入布袋中，再将此布袋放入容器中。

2. 加入白酒。

3. 密封浸泡 7 日，过滤留渣，取药液。

4. 压榨液渣取滤液，将滤液和药液混合，过滤后方可服用。

功能效用

此款药酒具有益气活血、健脾和胃、降脂减肥的功效。主治高脂血症、伴有阴气不足、身倦乏力、食欲不振。

心绞痛

灵芝丹参酒

【使用方法】口服。每日 2 次，每次 20~30 毫升。

【**贮藏方法**】放在干燥阴凉避光处保存。

【**注意事项**】孕妇慎服。

【**药材配方**】灵芝 120 克、丹参 20 克、三七 20 克、白酒 2 升。

制作方法

1. 把灵芝、丹参、三七分别切碎，装入洁净纱布袋中。

2. 把装有药材的纱布袋放入合适的容器中。

3. 将白酒倒入容器后密封。

4. 每日摇动至少一次。

5. 浸泡约 15 日后拿掉纱布袋即可饮用。

功能效用

此款药酒具有活血祛瘀、养血安神、滋补肝肾的功效。主治衰弱、腰膝酸软、眩晕失眠、头昏等病症，适合干心绞痛、冠心痛、神经衰弱。

桂姜酒

【**使用方法**】口服。每日 2 次，每次 15~20 毫升。

【**贮藏方法**】放在干燥阴凉避光处保存。

【**注意事项**】孕妇慎服。

【**药材配方**】干姜 100 克、肉桂 50 克、白酒 1 升。

制作方法

1. 把肉桂和干姜分别切成薄片装入洁净纱布袋中。

2. 把装有药材的纱布袋放入合适的容器中。

3. 将白酒倒入容器后密封。

4. 浸泡 10 日左右拿掉纱布袋即可饮用。

功能效用

干姜具有温中散寒、回阳通脉、祛湿消痰、温肺化饮的功效；肉桂具有补火助阳、散寒止痛、温经通脉的功效。此款药酒具有温中散寒、行气止痛的功效，适用于寒凝引起的心绞痛。

冠心酒

【使用方法】口服。每日 2 次，每晚临睡前 1 次，每次 10~30 毫升。

【贮藏方法】放在干燥阴凉避光处保存。

【注意事项】孕产妇慎服。

【药材配方】三七 40 克、栀子 40 克、薤白 120 克、豆豉 120 克、丹参 60 克、瓜蒌 120 克、冰糖 200 克、白酒 2 升。

制作方法

1. 除冰糖外，其余诸药全部切片捣碎，装入洁净纱布袋中。
2. 把纱布袋放入容器中，加入冰糖和白酒后密封。
3. 浸泡约 7 日后去纱布袋饮用。

功能效用

此药酒功能行气解郁，清心除烦，通阳散结，化痰宽胸，祛瘀止痛。长期饮用可预防和治疗冠心痛与心绞痛。

心 悸

安神酒

【使用方法】口服。每日 2 次，每次 20 毫升。

【贮藏方法】放在干燥阴凉避光处保存。

【注意事项】宜饭前空腹饮用。

【药材配方】白酒 3 升、龙眼肉 500 克。

制作方法

1. 把龙眼肉装入洁净纱布袋中。
2. 把装有龙眼肉的纱布袋放入合适的容器中。
3. 将白酒倒入容器后密封。
4. 浸泡 1 个月后拿掉纱布袋即可饮用。

补心酒

【使用方法】口服。每日 2 次，每次 10 毫升。

【贮藏方法】放在干燥阴凉避光处保存。

【注意事项】感冒及实热证所致的心烦失眠者忌服。

【药材配方】当归 50 克、白茯苓 50 克、麦冬 100 克、柏子仁 50 克、龙眼肉 50 克、生地黄 75 克、白酒 10 升。

制作方法

1. 将麦冬去心、柏子仁去油。
2. 把诸药材切碎装入纱布袋中。

3. 把纱布袋放入容器中，加白酒密封，每日摇动至少一次。

4. 浸泡约 7 日后去纱布袋饮用。

功能效用

此药酒功能安神定心，补血养心。适用于阴血亏虚所致的心悸心烦、多梦健忘、严重失眠、疲倦等症。

心律失常

怔忡药酒

【使用方法】口服。早晚各 1 次，每次 15~20 毫升。

【贮藏方法】放在干燥阴凉避光处保存。

【注意事项】心动过速者忌服。

【药材配方】茯苓 10 克、柏子仁 10 克、枣仁 15 克、龙眼肉 20 克、当归身 10 克、生地 15 克、白酒 1 升。

制作方法

1. 将上述 6 味药捣碎，装入洁净纱布袋中。

2. 将纱布袋放入合适的容器中，倒入白酒密封。

3. 浸泡 7 天后，过滤即可服用。

功能效用

此款药酒能养血安神，宁心益智。主治心血虚少所致的头昏乏力、惊悸怔忡，有养血宁心作用，对于心血虚所致的各种心律失常有一定作用。

参苏酒

【使用方法】口服。每日 2 次，每次 20 毫升。

【贮藏方法】放在干燥阴凉避光处保存。

【注意事项】阴虚火旺或阳盛之人不宜饮用。

【药材配方】红参 20 克、苏木 20 克、陈皮 20 克、甘草 20 克、红花 10 克、白酒 1 升。

制作方法

1. 将上述药材捣碎，装入洁净的纱布袋中。
2. 将纱布袋放入合适的容器中。
3. 将白酒倒入容器中。
4. 浸泡一周后，过滤即可服用。

功能效用

此款药酒具有益气活血、安神宁心的功效。主治气虚血瘀所导致的心律失常、血瘀所导致的胸闷心悸和失眠。

眩　晕

补益杞圆酒

【使用方法】口服。每日 2 次，每次 10~20 毫升。

【贮藏方法】放在干燥阴凉避光处保存。

【注意事项】孕妇慎服。

【药材配方】枸杞子 60 克、龙眼肉 60 克、白酒 500 毫升。

制作方法

1. 把枸杞子和龙眼肉捣碎，装入洁净纱布袋中。
2. 把装有药材的纱布袋放入合适的容器中，倒入白酒后密封。
3. 每日摇动数次。
4. 浸泡约 10 日后拿掉纱布袋即可饮用。

功能效用

枸杞子性平、味甘，具有补肝益肾之功效。此款药酒功能养肝补肾、补益精血，养心健脾。适用于肾虚血虚所致的头晕目眩、腰膝酸软、乏力倦怠、健忘失眠、神志不宁、目昏多泪、食欲不佳等症。

菊花酒

【**使用方法**】口服。每日 2 次，每次 20 毫升。
【**贮藏方法**】放在干燥阴凉避光处保存。
【**注意事项**】高血压患者忌服。
【**药材配方**】菊花 500 克、糯米 1 千克、枸杞子 200 克、当归 200 克、生地黄 200 克、酒曲适量。

制作方法

1. 把上述药材放入锅中，加水煎汁，过滤待用。
2. 把糯米用水浸后沥干，放入锅中，熬煮至半熟后凉凉。
3. 把药汁倒入冷却后的糯米中，加入酒曲，搅拌均匀后密封。
4. 用稻草或棉花围在四周保温使其发酵，约 7 日后味甜即可饮用。

功能效用

菊花具有预防心脑血管疾病的功效。此款药酒具有延缓衰老、疏风清热、滋阴健脑、养肝明目的功效。适用于头晕目眩、耳鸣耳聋、头风、手足震颤等。

面　瘫

加味酒调牵正散

【使用方法】口服。每日 1 剂，分 3 次服用。

【贮藏方法】放在干燥阴凉避光处保存。

【注意事项】全蝎为有毒之品，用量宜慎。

【药材配方】当归 30 克、黄芪 200 克、白酒 2 升、全蝎 20 克、僵蚕 20 克。

制作方法

1. 将黄芪、当归、僵蚕、全蝎放入容器中。
2. 加适量清水，上火煎煮药材。
3. 将药液过滤去渣，取澄清滤液备用。
4. 将白酒倒入滤液中，待其混匀，取汁液服用。

功能效用

黄芪功能补气固表、利水消肿。当归具有增强心肌血液供应、促进血红蛋白及红细胞生成、促进淋巴细胞转化的功效。此款药酒具有熄风止痉、化痰通络的功效。主治面瘫。

牵正酒

【使用方法】口服。每日 3 次，每次 10~15 毫升。临睡前饮用效果更佳。

【贮藏方法】放在干燥阴凉避光处保存。

【注意事项】病属痰热及阴虚肝阳上亢者忌用，孕妇慎用。

【药材配方】独活 50 克、白附子 10 克、全蝎 10 克、大豆 100 克、僵蚕 16 克、白酒 1 升。

制作方法

1. 把上述药材分别捣碎，装入洁净的纱布袋中。
2. 把装有药材的纱布袋放入合适的容器中。
3. 把白酒倒入容器中。
4. 浸泡 35 日或放在火上煮沸几次，拿掉纱布袋即可饮用。

功能效用

独活具有祛风止痛的功效；白附子具有燥湿化痰、解毒散结的功效。此款药酒具有熄风止痉、化痰通络的功效。主治口眼歪斜。

再生障碍性贫血

桂圆补血酒

【使用方法】口服。每日 2 次，每次 20~30 毫升。

【贮藏方法】放在干燥阴凉避光处保存。

【注意事项】儿童慎服。

【药材配方】龙眼肉 250 克、何首乌 250 克、鸡血藤 250 克、白酒 3 升。

制作方法

1. 把上述药材捣碎，装入洁净纱布袋中。
2. 把装有药材的纱布袋放入合适的容器中。
3. 将白酒倒入容器中。
4. 浸泡约 15 日后拿掉纱布袋即可饮用。

功能效用

此款药酒能益精补髓，养心安神。主治血虚气弱所致的贫血、面色无华、容颜憔悴、头晕心悸、失眠健忘、四肢乏力、神经衰弱、须发早白等症。

枸杞熟地酒

【使用方法】口服。每日2次，每次10~15毫升。空腹饮用效果更佳。

【贮藏方法】放在干燥阴凉避光处保存。

【注意事项】痰湿内盛者忌服。

【药材配方】枸杞子100克、熟地黄20克、黄精20克、白糖200克、远志10克、百合10克、白酒2升。

制作方法

1. 把诸药材捣碎，放入纱布袋中。
2. 把纱布袋放入容器中，倒入白糖和白酒后密封。
3. 浸泡约15日后去掉纱布袋饮用。

功能效用

此款药酒能养肝补肾，清心宁神，补血益精。主治失眠多梦、肝肾阴虚、心悸健忘、口干舌燥、面色不华、舌质偏红、脉虚无力、眩晕、贫血等。

鹿茸山药酒

【使用方法】口服。每日3次，每次15~20毫升。

【贮藏方法】放在干燥阴凉避光处保存。

【注意事项】大便燥结者慎服。

【药材配方】鹿茸 75 克、山药 30 克、白酒 500 毫升。

制作方法

1. 将鹿茸、山药放入容器中。
2. 将白酒倒入容器中。
3. 密封浸泡 7 天后取出。
4. 过滤去渣，取药液服用。

功能效用

鹿茸具有提高机体抗氧化能力、降血压、调整心律的功效；山药含有的营养成分和黏液质、淀粉酶等，有滋补作用，能助消化、补虚劳、益气力、长肌肉。此款药酒具有补肾壮阳的功效。主治阳痿早泄、再生障碍性贫血、其他贫血症。

脑卒中

黑豆白酒

【使用方法】口服。徐徐灌服，视个人身体情况适量饮用。

【贮藏方法】放在干燥阴凉避光处保存。

【注意事项】儿童慎服。

【药材配方】黑豆 500 克、白酒 2 升。

制作方法

1. 把黑豆放入锅中，炒至烟出。
2. 把炒好的黑豆装入洁净纱布袋中。

3. 将装好药材的纱布袋趁热投入准备好的白酒中。密封浸泡约 2 日后，拿掉纱布袋即可饮用。

功能效用

黑豆具有活血解毒、利尿明目、滋补肾阴的功效。此款药酒具有活血化瘀、温经祛风、通窍止痛的功效，适用于中风口噤、筋脉挛急等症。

复方白蛇酒

【使用方法】口服。每日 2 次，每次 30~50 毫升。

【贮藏方法】放在干燥阴凉避光处保存。

【注意事项】孕产妇和儿童慎服。

【药材配方】白花蛇 90 克、炙全蝎 90 克、天麻 180 克、赤芍 300 克、当归 300 克、独活 300 克、糯米 7.5 千克、酒曲适量。

制作方法

1. 把糯米入锅蒸到半熟放冷，与酒曲拌匀密封，待其酒出。

2. 将其余诸药捣碎入纱布袋再入容器，加糯米酒密封，隔水煮沸后浸泡 10 日，去纱布袋饮用。

功能效用

此款药酒具有祛风除湿、通经活络、平肝止痛的功效。主治中风偏瘫、半身不遂、口眼歪斜、风湿痹痛等。

爬山虎药酒

【使用方法】口服。每日 1~2 次，每次 20 毫升。

【贮藏方法】放在干燥阴凉避光处保存。

【注意事项】阳虚体质者慎服。

【药材配方】爬山虎 180 克、西洋参 360 克、麝香 3.6 克、白酒 4.5 升。

制作方法

1. 把爬山虎和西洋参捣碎，麝香研成细粉一并装入洁净纱布袋中。

2. 把装有药材的纱布袋放入合适的容器中。

3. 将白酒倒入容器中。

4. 密封浸泡约 15 日后拿掉纱布袋即可饮用。

功能效用

爬山虎具有祛风通络、活血解毒的功效；西洋参具有清热去烦、止渴生津的功效。此款药酒具有扶正祛邪、疏经通络的功效。主治重型瘫痪等中风后遗症。

第三章
防治泌尿系统疾病的药酒

阳　痿

西汉古酒

【使用方法】口服。每日 2 次，每次 25~50 毫升。

【贮藏方法】放在干燥阴凉避光处保存。

【注意事项】1.忌油腻食物；2.孕妇、儿童、感冒病人不宜服用。

【药材配方】鹿茸 4 克、蛤蚧 40 克、狗鞭 20 克、松子仁 100 克、黄精 400 克、蜂蜜 500 克、柏子仁 120 克、枸杞子 200 克、白酒适量。

制作方法

1. 用酒炙蛤蚧、狗鞭，与其余研粗药材入纱布袋后入容器，加白酒密封浸泡 7 日后取滤液。

2. 把蜂蜜炼至嫩蜜，待温混匀滤液，加白酒至总量 5 升饮用。

功能效用

此款药酒能补肾壮阳，强壮筋骨，益气安神，温肺定喘。主治面色无华、腰膝酸软、肢冷乏力、心悸不宁、失眠健忘、阳痿不举、遗精早泄等。

补肾健脾酒

【**使用方法**】口服。每日 2 次，每次空腹温饮 10~30 毫升。

【**贮藏方法**】放在干燥阴凉避光处保存。

【**注意事项**】1. 孕妇忌服；2. 饮用期间忌食牛肉、马肉。

【**药材配方**】白术 60 克、青皮 60 克、生地黄 60 克、黑故子 60 克、陈皮 60 克、川椒 60 克、小茴香 60 克、肉苁蓉 60 克、黑豆 120 克、厚朴 60 克、杜仲 60 克、青盐 30 克、巴戟天 60 克、白茯苓 60 克、白酒 3 升。

制作方法

1. 将厚朴、杜仲用姜炒，黑故子、黑豆微炒，与其余捣碎药材同入纱布袋中。

2. 把纱布袋入容器，加白酒。

3. 密封浸泡 15 日去纱布袋饮用。

功能效用

此款药酒能补肾健脾，补火助阳，理气化痰。主治脾肾两虚、阳痿不举、妇女带下、月经不调等。

早　泄

韭子酒

【**使用方法**】口服。每日 2 次，每次 10~15 毫升。

【**贮藏方法**】放在干燥阴凉避光处保存。

【**注意事项**】阴虚火旺者慎服。

【**药材配方**】韭菜子 240 克、益智仁 60 克、白酒 2 升。

制作方法

1. 把韭菜子和益智仁捣碎，装入洁净纱布袋中。

2. 把装有药材的纱布袋放入合适的容器中。

3. 将白酒倒入容器中密封。

4. 每日摇动数次。

5. 浸泡约 7 日后拿掉纱布袋即可饮用。

功能效用

韭菜子具有温补肝肾、壮阳固精的功效。此款药酒具有补肾壮阳、固气涩精、补肝益脾的功效。主治肾虚阳痿、遗精早泄、腰膝酸软、腹部冷痛等。

沙苑莲须酒

【**使用方法**】口服。每日 2 次，每次 10~20 毫升。

【**贮藏方法**】放在干燥阴凉避光处保存。

【**注意事项**】孕产妇慎服。

【**药材配方**】沙苑子 360 克、莲子须 120 克、龙骨 120 克、白酒 6 升、芡实 80 克。

制作方法

1. 把沙苑子、莲子须、龙骨、芡实分别捣碎，装入洁净纱布袋中。

2. 把装有药材的纱布袋放入合适的容器中。

3. 将白酒倒入容器中密封。

4. 每日摇动数次。

5. 浸泡约 7 日后拿掉纱布袋即可饮用。

功能效用

沙苑子具有温补肝肾、固精缩尿的功效。此款药酒具有养肝益肾、明目固精的功效。主治肝肾不足、遗精早泄、腰膝酸痛、头昏目暗等症。

遗 精

内金酒

【**使用方法**】口服。每日清晨及临睡前各 1 次，用 3.5 克鸡内金粉和 15 毫升白酒调匀后以温开水送服。

【**贮藏方法**】放在干燥阴凉避光处保存。

【**注意事项**】脾虚无积者慎服。

【**药材配方**】鸡内金适量、白酒适量。

制作方法

1. 把鸡内金洗净。

2. 用小火把洗净的鸡内金焙 30 分钟左右。

3. 焙至颜色焦黄时取出鸡内金。

4. 把焙干的鸡内金研成细粉备用。

功能效用

鸡内金具有消食健胃、促进消化、涩精止遗的功效。此款药酒具有消除积滞、健脾养胃、涩精止遗、除烦去燥的功效。主治结核病患者遗精、食积胀满、呕吐反胃等。

首乌归地酒

【使用方法】口服。每日 2 次，每次 15~20 毫升。

【贮藏方法】放在干燥阴凉避光处保存。

【注意事项】大便稀溏者忌服。

【药材配方】何首乌 96 克、当归 48 克、黑芝麻仁 48 克、白酒 2 升、生地黄 64 克。

制作方法

1. 把上述药材捣碎，装入洁净纱布袋中。
2. 把装有药材的纱布袋放入合适的容器中。将白酒倒入容器中。
3. 隔水用小火煮沸数次，取出放冷后密封。
4. 浸泡约 7 日后拿掉纱布袋即可饮用。

功能效用

此款药酒具有乌须黑发、补肝益肾、补益精血、清热生津的功效。主治精血虚亏、遗精滑精、妇女带下、腰膝酸痛、头昏目眩、体倦乏力、须发早白等。

不育症

雄蚕蛾酒

【使用方法】口服。每日 2 次，每次 20 毫升。

【贮藏方法】放在干燥阴凉避光处保存。

【注意事项】孕产妇慎服。

【药材配方】雄蚕蛾 300 克、白酒 2 升。

制作方法

1. 把雄蚕蛾进行炮制，研成细粉。
2. 把研成细粉的雄蚕蛾装入容器中。
3. 将白酒倒入容器中密封。
4. 饮用时摇动使其充分混匀，取药液服用。

功能效用

雄蚕蛾具有壮阳、止泄精、治各类疥疮的功效。此款药酒具有补益精气、壮阳助性、强阴益精的功效。主治肾虚阳痿、滑精早泄、精液量少、不育症等。

生精酒

【使用方法】口服。每日 3 次，每次 10 毫升。
【贮藏方法】放在干燥阴凉避光处保存。
【注意事项】内火旺盛者慎服。
【药材配方】鹿茸 30 克、狗鞭 20 克、巴戟天 60 克、淫羊藿 60 克、熟地 120 克、韭菜子 60 克、五味子 60 克、白酒 5 升。

制作方法

1. 把诸药材切碎入纱布袋中。
2. 把纱布袋入容器中。
3. 将白酒倒入容器中密封。
4. 密封浸泡约 15 日后拿掉纱布袋即可饮用。

功能效用

鹿茸具有降低血压、调整心律不齐的功效。此款药酒具有补肾壮阳、益精养血、生津敛汗的功效。主治肾虚型男性不育症。

枸杞肉酒

【使用方法】口服。每日 3 次，每次 15~20 毫升。

【贮藏方法】放在干燥阴凉避光处保存。

【注意事项】脾虚泄泻者和感冒发热患者忌服。

【药材配方】枸杞子 250 克、龙眼肉 250 克、白糖 250 克、糯米酒 500 毫升、核桃仁 250 克、白酒 7 升。

制作方法

1. 把枸杞子、龙眼肉、核桃仁分别捣碎，再装入洁净纱布袋中。
2. 把装有药材的纱布袋放入合适的容器中。
3. 把白糖、糯米酒和白酒一起倒入容器后密封。
4. 浸泡约 21 日后拿掉纱布袋即可饮用。

功能效用

此款药酒具有补肾健脾、助阳固精、益肝养血的功效。主治精少不育、脾肾两虚、面色萎黄、精神不振、腰膝酸软、阳痿早泄等症。

附睾炎

天星酒

【使用方法】口服：1 次服完，未愈再服。

【贮藏方法】放在干燥阴凉避光处保存。

【注意事项】孕产妇及儿童慎服。

【药材配方】满天星 20 克、鲜车前草 20 克、淘米水适量、黄酒适量、白糖 25 克。

制作方法

1. 把满天星和鲜车前草洗净，装入洁净纱布袋中。
2. 把装有药材的纱布袋放进淘米水中，榨出滤汁。
3. 加入等量黄酒混匀。
4. 加入白糖，搅拌使其完全溶解即可饮用。

功能效用

满天星具有祛风清热的功效；车前草有清热利尿、祛痰、凉血、解毒的功效。此款药酒具有清热解毒、利水祛湿、通利小便的功效。主治小便不利、热胀、淋浊带下、水肿胀满、尿路结石。

香楝酒

【使用方法】口服。趁热空腹 1 次服完或 2 次分服。

【贮藏方法】放在干燥阴凉避光处保存。

【注意事项】孕妇慎服。

【药材配方】南木香 15 克、大茴香 15 克、川楝子 15 克、连须葱白 5 根、小茴香 15 克、白酒 100 毫升。

制作方法

1. 把南木香、大茴香、小茴香、川楝子放入葱白，加水一碗一起煎煮。
2. 煮至水剩半碗时取出去渣，加入白酒放入 1 勺食盐（约 10 克），充分溶解后即可饮用。

功能效用

南木香具有理气止痛、祛风活血的功效。此款药酒具有理气止痛、疏肝泻火、祛风活血的功效。主治单侧睾丸肿大、疝气疼痛、风湿骨痛、脘腹胀痛等症。

慢性前列腺炎

小茴香酒

【使用方法】口服。每日 2 次，每次 30~50 毫升。

【贮藏方法】放在干燥阴凉避光处保存。

【注意事项】小茴香应炒黄。

【药材配方】小茴香 200 克、黄酒 2 升。

制作方法

1. 把小茴香研成粗粉，放入合适的容器中。

2. 把黄酒上火煮沸。

3. 用煮沸的黄酒冲泡小茴香粉。

4. 放置一边冷却 15 分钟后过滤即可饮用。

功能效用

小茴香具有开胃消食、理气散寒、助阳的功效，茴香油有不同程度的抗菌作用。此款药酒具有温中理气、散寒止痛的功效。主治白浊、脘腹胀痛、经寒腹痛。

二山芡实酒

【使用方法】口服。每日 2~3 次，每次 20~30 毫升。

【贮藏方法】放在干燥阴凉避光处保存。

【注意事项】脾虚火旺及大便燥结者慎服。

【药材配方】山药 150 克、山茱萸 150 克、莲子 100 克、菟丝子 200 克、芡实 150 克、熟地黄 150 克、白酒 3 升。

制作方法

1. 把山药、山茱萸、芡实、熟地黄、莲子、菟丝子切碎，放入纱布袋再入容器中。

2. 加白酒，密封浸泡约 7 日后拿掉纱布袋即可饮用。

功能效用

山药具有补脾益肺、补肾涩精的功效。此款药酒具有补肾益精、收敛固涩的功效。主治慢性前列腺炎、尿频、白浊等。

肾结核

肉桂鸡肝酒

【使用方法】口服。每晚临睡前服用，每次 15~25 毫升，同时送服药粉 3~5 克。

【贮藏方法】放在干燥阴凉避光处保存。

【注意事项】药材残渣可晒干研成细粉，以药酒送服。

【药材配方】肉桂 120 克、白酒 3 升、雄鸡肝 240 克。

制作方法

1. 把上述药材切碎，装入洁净纱布袋中。

2. 把装有药材的纱布袋放入合适的容器中。

3. 加入白酒后密封。

4. 经常摇动，浸泡约 7 日后拿掉纱布袋即可饮用。

功能效用

肉桂具有发汗止痛、温通经脉的功效。此款药酒具有补肝益肾、健脾暖胃、固精止遗的功效。主治肾虚遗尿、肾结核、阳痿遗精、夜多小便等。

百部二子酒

【**使用方法**】口服。每日 2 次，每次饭前温饮 15~30 毫升。

【**贮藏方法**】放在干燥阴凉避光处保存。

【**注意事项**】大便溏泄者慎服。

【**药材配方**】百部 200 克、车前子 180 克、杜仲 100 克、白茅根 30 克、菟丝子 300 克、白酒 1.5 升。

制作方法

1. 把百部、车前子、菟丝子、杜仲、白茅根捣碎，装入洁净纱布袋中。

2. 把装有药材的纱布袋放入合适的容器中。加入白酒后密封。

3. 浸泡约 15 日后拿掉纱布袋即可饮用。

功能效用

百部具有润肺止咳、杀虫灭虱的功效；车前子具有清热利尿、祛湿明目的功效。此款药酒具有补肾益精、利水渗湿、清热利尿的功效。主治肾结核、小便不利等。

尿　频

尿频药酒

【**使用方法**】口服。每日 2 次，每次 10~20 毫升。

【**贮藏方法**】放在干燥阴凉避光处保存。

【**注意事项**】阴虚火旺体质、风寒感冒、咳嗽气喘、大叶性肺炎者忌服。

【**药材配方**】蛤蚧 1 对、38 度白酒 800 毫升。

制作方法

1. 将蛤蚧去掉头、足、鳞片，放入容器中。

2. 将白酒倒入容器中。

3. 密封浸泡 14 天，每天时常摇动。

4. 过滤去渣后，取药液服用。

功能效用

蛤蚧具有补肺益气、养精助阳、养血止咳的功效。此款药酒具有清热利湿、补肾壮阳、固精缩尿的功效。主治老年人肾阳虚所致尿频、尿不净等症。

消石酒

【**使用方法**】口服。每日 3 次，每次空腹以 20 毫升药酒兑 50 毫升金钱草汁饮用。

【**贮藏方法**】放在干燥阴凉避光处保存。

【注意事项】忌食油腻、辛辣食物。

【药材配方】金钱草 600 克、延胡索 360 克、核桃仁 320 克、滑石 400 克、广郁金 400 克、玄明粉 400 克、生鸡内金 400 克、白酒 4 升。

制作方法

1. 用水煎金钱草 2 次，去渣取汁。

2. 将其余诸药捣碎入容器，加白酒，密封浸泡约 15 日后过滤去渣即可饮用。

功能效用

此款药酒具有清热利湿、活血止痛、行气解郁、消石排石的功效。主治泌尿系统结石、小便频数、脘腹疼痛等。

尿失禁

益丝酒

【使用方法】口服。每日 2 次，每次 15~30 毫升。

【贮藏方法】放在干燥阴凉避光处保存。

【注意事项】孕妇慎服。

【药材配方】益智仁 200 克、菟丝子 200 克、白酒 2 升。

制作方法

1. 把益智仁、菟丝子捣碎，装入洁净纱布袋中。

2. 把装有药材的纱布袋放入合适的容器中。

3. 加入白酒后密封。

4. 每日摇动 1 次，浸泡约 7 日后拿掉纱布袋即可饮用。

功能效用

益智仁具有温肾固精、缩尿温脾、开胃清痰的功效；菟丝子具有补肾益精的作用。此款药酒具有缩尿止遗、补肾助阳、固气涩精的功效。主治肾虚遗尿、阳痿遗精等症。

茴香酒

【**使用方法**】口服。每日 2~3 次，每次 10~20 毫升。

【**贮藏方法**】放在干燥阴凉避光处保存。

【**注意事项**】空腹饮用效果更佳。

【**药材配方**】小茴香 120 克、桑螵蛸 120 克、菟丝子 80 克、白酒 2 升。

制作方法

1. 把小茴香、桑螵蛸、菟丝子捣碎，装入洁净纱布袋中。
2. 把装有药材的纱布袋放入合适的容器中。
3. 加入白酒后密封。
4. 每日摇动数次，浸泡约 7 日后拿掉纱布袋即可饮用。

功能效用

小茴香具有开胃消食、理气散寒、助阳的功效。此款药酒具有补肾助阳、缩尿止遗的功效。主治肾虚遗尿、小便白浊、小便失禁等。

淋 症

金钱草酒

【使用方法】口服。每日 1 剂，分 3 次服完。

【贮藏方法】放在干燥阴凉避光处保存。

【注意事项】儿童慎服。

【药材配方】金钱草 100 克、海金沙 30 克、黄酒 500 毫升。

制作方法

1. 把金钱草和海金沙洗净切碎。

2. 把切碎的金钱草和海金沙放入砂锅中。

3. 倒入黄酒，用小火煎煮。

4. 煎煮至黄酒总量为 400 毫升，过滤去渣即可饮用。

功能效用

金钱草具有利水通淋、清热解毒、散瘀消肿的功效；海金沙性寒、味甘，归膀胱、小肠经，具有清利湿热、通淋止痛的功效，主要用于热淋、砂淋、血淋、尿道涩痛等。此款药酒具有清热利湿、消肿解毒、利胆利尿、排石通淋的功效。主治石淋、热淋、湿热黄疸等症。

车前草酒

【使用方法】口服。每日 1 剂，分 2 次服完。

【贮藏方法】放在干燥阴凉避光处保存。

【注意事项】湿热毒甚至可以加龙胆草 15 克一起煎煮。

【药材配方】鲜车前草 30 克、黄酒 100 毫升、陈皮适量、白糖适量。

制作方法

1. 把鲜车前草洗净。

2. 把洗净后的鲜车前草切碎。

3. 把切碎的鲜车前草和陈皮一起放入砂锅中。

4. 倒入黄酒煮沸，可根据个人习惯放入白糖。过滤去渣，即可取药液饮用。

功能效用

鲜车前草具有清热利尿、祛湿止泻、明目祛痰的功效。此款药酒具有清热利尿、利湿消胀的功效。主治热淋、小便不利、小腹胀满等症。

猕猴桃酒

【使用方法】口服。每日 2 次，每次 10~15 毫升。

【贮藏方法】放在干燥阴凉避光处保存。

【注意事项】空腹饮用效果更佳。

【药材配方】猕猴桃 750 克、白酒 3 升。

制作方法

1. 把猕猴桃去皮捣碎。

2. 把捣碎后的猕猴桃放入合适的容器中。

3. 加入白酒后密封。

4. 每日摇动 1 次，浸泡约 30 日后过滤去渣即可饮用。

功能效用

此款药酒具有清热止渴、生津润燥、和胃降逆、利尿通淋的功效。主治热病烦渴、尿道结石、小便淋涩、黄疸、反胃呕吐、食欲不佳等。

石苇酒

【使用方法】口服。每日 1 剂，分 3 次服完。

【贮藏方法】放在干燥阴凉避光处保存。

【注意事项】空腹饮用效果更佳。

【药材配方】石苇 30 克、木通 6 克、滑石 30 克、冬葵子 30 克、瞿麦 12 克、赤茯苓 12 克、海金沙 30 克、鸡内金 9 克、车前子 12 克、甘草 6 克、金钱草 30 克、黄酒 1 升。

制作方法

1. 除鸡内金外，其余诸药研粗后入砂锅，加黄酒小火煎煮至黄酒总量 800 毫升，过滤去渣。

2. 把鸡内金研成细粉，入药酒中混匀即可饮用。

功能效用

石苇具有利水通淋、清肺泄热的功效，对热淋、石淋、小便不利、淋漓涩痛、肺热咳嗽等症状均有不错的效果。此款药酒具有清肺泄热、利湿利尿、排石通淋的功效。主治石淋、热淋、尿血、尿路结石、淋漓涩痛、肺热咳嗽等。

臌　胀

薏仁芡实酒

【使用方法】口服。每日 2 次，每次 10~15 毫升。

【贮藏方法】放在干燥阴凉避光处保存。

【注意事项】脾虚无湿，大便燥结及孕妇慎服。

【药材配方】薏苡仁 50 克、芡实 50 克、白酒 1 升。

制作方法

1. 把薏苡仁、芡实洗净捣碎，装入洁净纱布袋中。
2. 把装有药材的纱布袋放入合适的容器中。加入白酒后密封。
3. 经常摇动，浸泡约 15 日后拿掉纱布袋即可饮用。

功能效用

薏苡仁具有健脾祛湿、除痹止泻的功效；芡实具有补中益气的功效。此款药酒具有健脾利湿、除痹止泻的功效。主治小便不利、水肿、肌肉酸重、关节疼痛等。

石榴酒

【使用方法】口服。每日 3 次，每次 10 毫升。饭前温服。

【贮藏方法】放在干燥阴凉避光处保存。

【注意事项】可时饮时加酒，味薄即止。

【药材配方】酸石榴 3 个、甜石榴 3 个、苦参 15 克、丹参 15 克、苍耳子 15 克、党参 15 克、羌活 15 克、白酒 1.5 升。

制作方法

1. 将酸石榴、甜石榴连皮捣烂，与其余捣碎药材同入容器中。
2. 加入白酒密封浸泡，春夏 5 天，秋冬 10 天．取药液服用。

功能效用

苍耳子具有散风祛湿、通窍止痛的功效。此款药酒具有散风除胀、清热消肿的功效，适用于臌胀、头面热毒、生疮等症。

水 肿

桑葚酒

【使用方法】口服。每日 2 次，每次 15 毫升。视个人身体情况适量饮用也可。

【贮藏方法】放在干燥阴凉避光处保存。

【注意事项】脾胃虚寒便溏者忌服。

【药材配方】桑葚 200 克、白酒 40 克。

制作方法

1. 把桑葚捣碎入锅，加入 800 毫升的水煎汁，浓缩至 100 毫升左右待用。

2. 把糯米用水浸后沥干，放入锅中蒸到半熟；把桑葚汁倒入蒸好的糯米中，加入研成细末的甜酒曲，搅拌均匀后密封。

3. 放在通风阴凉处使其发酵，如周围温度过低，可用稻草或棉花围在四周进行保温。约 10 日后味甜即可饮用。

功能效用

此款药酒具有养肝明目、滋阴补肾、润燥止渴、生津润肺的功效。主治高血压、眩晕耳鸣、心悸失眠、内热消渴、血虚便秘、神经衰弱、肝肾阴亏等。

黑豆浸酒

【使用方法】口服。每日 3 次，每次饭前温饮 15~30 毫升。

【贮藏方法】放在干燥阴凉避光处保存。

【注意事项】牛蒡子应酥炒至微黄；大麻仁应蒸熟。

【药材配方】黑豆 1 千克、牛蒡子 1 千克、苍耳子 250 克、白花蛇 250 克、大麻仁 2 千克、白酒 15 升、五加皮 250 克。

制作方法

1. 将黑豆炒黑、苍耳子炒至微黄、白花蛇炙微黄。

2. 把诸药材捣碎入纱布袋再入容器，加白酒密封浸泡约 7 日后拿掉纱布袋即可饮用。

功能效用

黑豆具有补肾益脾、降胆固醇、美容养颜的功效。此款药酒具有祛风除湿、润燥滑肠、宣肺通窍、消肿止痛的功效。主治风肿。

菟丝芫花酒

【使用方法】口服。每日 2 次，每次 20 毫升。

【贮藏方法】放在干燥阴凉避光处保存。

【注意事项】儿童慎服。

【药材配方】芫花 125 克、菟丝子 125 克、白酒 1.5 升。

制作方法

1. 把芫花和菟丝子捣碎，装入洁净纱布袋中。

2. 把装有药材的纱布袋放入合适的容器中。

3. 加入白酒后密封。

4. 浸泡约 7 日后拿掉纱布袋即可饮用。

功能效用

芫花具有消肿解毒、活血止痛的功效；菟丝子具有补肾益精、养肝明目的功效。此款药酒具有补肝益肾、利水消肿的功效。主治肾虚水肿、头面遍身皆肿。

大生地酒

【使用方法】口服。每日 3 次，每次不超过 50 毫升。饭前服用效果最佳。

【贮藏方法】放在干燥阴凉避光处保存。

【注意事项】

1. 不宜与羊肝、猪肝同食。

2. 生地性寒而滞，脾虚湿滞、腹满便溏者不宜使用。

【药材配方】生地 480 克、牛膝 200 克、大麻仁 240 克、防风 80 克、杉木节 200 克、牛蒡根 480 克、独活 120 克、地骨皮 120 克、丹参 120 克、白酒 6 升。

制作方法

1. 将牛蒡根去皮，与其余捣碎药材同入纱布袋，再入容器中。

2. 加入白酒后密封。

3. 浸泡约 7 日后去纱布袋饮用。

功能效用

此款药酒具有疏通经络、清热凉血、消肿解毒、活血止痛、祛风除湿的功效。主治小腿虚肿、烦热疼痛、行走不便。

第四章
防治呼吸系统疾病的药酒

感 冒

肉桂酒

【使用方法】口服。每日 1 剂，1 次或分 2 次温服。

【贮藏方法】放在干燥阴凉避光处保存。

【注意事项】风热感冒者忌服。

【药材配方】肉桂 10 克、白酒 40 毫升。

制作方法

1. 把肉桂研成细粉放入合适的容器中。

2. 加入白酒后密封。

3. 浸泡 2 日后即可饮用。

4. 肉桂粉也可直接用温酒调服。

功能效用

肉桂具有止痛助阳、发汗解肌、温通经脉的功效。此款药酒具有温中补阳、解表散寒、通脉止痛的功效。主治风寒感冒、阳虚外感、痛瘀。

蔓荆子酒

【使用方法】口服。每日 3 次，每次 10~15 毫升。

【贮藏方法】放在干燥阴凉避光处保存。

【注意事项】孕妇及儿童慎服。

【药材配方】蔓荆子 400 克、白酒 1 升。

制作方法

1. 把蔓荆子捣碎，放入合适的容器中。加入白酒后密封。

2. 浸泡 7 日后过滤去渣即可饮用。

功能效用

蔓荆子具有疏散风热、止晕明目的功效。此款药酒具有疏风散热、清热明目、祛风止痛的功效。主治风热感冒所致的头昏头痛、头晕目眩、目赤肿痛、牙龈肿痛等。

桑菊酒

【使用方法】口服。每日早晚各 1 次，每次 15~20 毫升。

【贮藏方法】放在干燥阴凉避光处保存。

【注意事项】空腹饮用效果更佳。

【药材配方】桑叶 60 克、菊花 60 克、薄荷 20 克、桔梗 40 克、芦根 70 克、杏仁 60 克、甘草 20 克、糯米酒 2 升、连翘 60 克。

制作方法

1. 把诸药材捣碎入纱布袋中。

2. 把纱布袋入容器中加糯米酒。

3. 密封浸泡约 7 日后，拿掉纱布袋即可饮用。

功能效用

桑叶有疏散风热、清肺润燥的功效。此款药酒具有消肿散结、清肺润燥、疏风散热、清热解毒的功效。主治风热感冒、发热头痛、微恶风寒、咽喉肿痛、鼻塞、咽干口渴等。

咳　嗽

葶苈酒

【使用方法】口服。每日 2 次，每次 20 毫升。

【贮藏方法】放在干燥阴凉避光处保存。

【注意事项】①肺虚咳喘者忌服；②脾虚肿满者忌服。

【药材配方】葶苈子 200 克、白酒 1 升。

制作方法

1. 把葶苈子捣碎，装入洁净纱布袋中。

2. 把装有葶苈子的纱布袋放入合适的容器中。

3. 加入白酒后密封。

4. 浸泡约 3 日后拿掉纱布袋即可饮用。

功能效用

葶苈子具有温肺理气、散结通络的功效。此款药酒具有祛痰平喘、利水消肿、泻肺降气的功效。主治咳嗽气喘、痰多、胸胁痞满、肺痈、水肿、胸腹积水、小便不利。

红颜酒

【使用方法】口服。每日早晚各 1 次，每次空腹服 20~30 毫升。

【贮藏方法】放在干燥阴凉避光处保存。

【注意事项】杏仁应提前浸泡半天。

【药材配方】红枣 240 克、核桃仁 240 克、蜂蜜 200 克、酥油 140 克。

制作方法

1. 把杏仁用水浸泡后去皮尖，晒干研成细粉。

2. 把红枣和核桃仁捣碎和杏仁粉一起放入合适的容器中。

3. 加入蜂蜜、酥油和白酒后密封。

4. 经常摇动，浸泡 7 日后过滤去渣即可饮用。

功能效用

红枣具有补中益气、养血安神的功效。此款药酒具有补肺益肾、定喘止咳的功效。主治肺肾气虚、痰多咳喘、腰腿酸软、老人便秘等。

哮　喘

紫苏陈皮酒

【使用方法】口服。每日 2 次，每次温饮 30 毫升。

【贮藏方法】放在干燥阴凉避光处保存。

【注意事项】痰热咳喘者忌服。

【药材配方】陈皮 125 克、紫苏叶 100 克、紫苏梗 100 克、白酒 3 升、紫苏子 100 克。

制作方法

1. 把陈皮、紫苏叶、紫苏子、紫苏梗捣碎，装入洁净纱布袋中。
2. 把装有药材的纱布袋放入合适的容器中。加入白酒后密封。
3. 浸泡约 7 日后拿掉纱布袋即可饮用。

功能效用

陈皮具有理气健脾、燥湿化痰的功效。此款药酒具有理气定喘、散寒祛湿、降逆消痰的功效。主治气逆咳喘、胸腹胀满、痰壅气滞等。

支气管炎

雪梨酒

【使用方法】口服。不拘时，视个人身体情况适量饮用。
【贮藏方法】放在干燥阴凉避光处保存。
【注意事项】脾胃虚寒、血虚者忌服。
【药材配方】雪梨 2 千克、白酒 4 升。

制作方法

1. 把雪梨洗净切成小块。
2. 把切好的雪梨放入合适的容器中。
3. 加入白酒后密封。
4. 每 3 天搅拌 1 次，浸泡约 7 日后即可饮用。

功能效用

雪梨具有生津润燥、清热化痰的功效。此款药酒具有清热生津、润肺清燥、止咳化痰的功效。主治热病口渴、咽喉干痒、大便干结、痰热痰稠、风热咳嗽等。

丹参川芎酒

【**使用方法**】口服。每日 2 次，每次 10~20 毫升。

【**贮藏方法**】放在干燥阴凉避光处保存。

【**注意事项**】孕妇慎服。

【**药材配方**】丹参 75 克、川芎 60 克、石斛 60 克、黄芪 60 克、肉苁蓉 60 克、附子 45 克、秦艽 45 克、桂心 45 克、干地黄 75 克、牛膝 60 克、白术 60 克、干姜 45 克、防风 45 克、独活 45 克、白酒 10 升。

制作方法

1. 将附子进行炮制。
2. 把诸药材捣碎入纱布袋中。
3. 把纱布袋入容器中加白酒。
4. 密封浸泡约 7 日后拿掉纱布袋即可饮用。

功能效用

丹参具有凉血消肿、清心除烦的功效；川芎具有理气活血、祛风止痛的功效。此款药酒具有扶正祛邪的功效。主治阳虚咳嗽。

山药酒

【**使用方法**】口服。不拘时，视个人身体情况适量饮用。

【**贮藏方法**】放在干燥阴凉避光处保存。

【**注意事项**】外感咳嗽者忌服。

【**药材配方**】山药 700 克、蜂蜜适量、黄酒 4 升。

制作方法

1. 把山药洗净，去皮切片。
2. 把黄酒 1 升倒入砂锅内煮沸，放入山药。
3. 煮沸后将剩下的黄酒慢慢倒进砂锅。
4. 煮至山药熟透，过滤取汁，加入蜂蜜混匀即可饮用。

功能效用

山药具有补脾养胃、生津益肺的功效。此款药酒具有补脾养胃、益气生津的功效。主治肺虚喘咳、痰湿咳嗽、脾虚食少、泄泻便溏、虚热消渴、小便频数等。

肺　痈

金荞麦酒

【使用方法】口服。每日 3 次，每次 40 毫升。
【贮藏方法】放在干燥阴凉避光处保存。
【注意事项】儿童慎服。
【药材配方】金荞麦 200 克、黄酒 1 升。

制作方法

1. 取金荞麦的根茎，切碎。
2. 把切碎的金荞麦根茎放入砂锅中。
3. 加入黄酒，隔水煮 3 小时。
4. 取出过滤去渣即可饮用。

功能效用

金荞麦具有清热解毒、活血化瘀、健脾利湿的功效。此款药酒具有清热解毒、活血排脓、祛风除湿的功效。主治肺痈、疮毒、蛇虫咬伤、肺热咳喘、咽喉肿痛等。

腥银酒

【使用方法】口服。每日 3 次，每次 50~100 毫升。

【贮藏方法】放在干燥阴凉避光处保存。

【注意事项】忌食鱼、虾、鸡及辛辣食物。

【药材配方】鱼腥草 24 克、金银花 8 克、桔梗 5 克、甘草 4 克、冬瓜仁 10 克、黄酒 2 升、桃仁 4 克。

制作方法

1. 把诸药材切碎入砂锅中加清水 1 升用小火煎煮至半。
2. 加入黄酒继续煮沸后放冷。
3. 密封浸泡 3 日后过滤去渣即可饮用。

功能效用

鱼腥草有清热解毒、消痈排脓的功效；冬瓜仁具有清肺排脓、利湿止痛的功效。此款药酒具有清热解毒、清肺化痰、排脓消痈的功效。主治肺痈、痰热喘咳、痈肿疮毒。

肺结核

冬虫夏草酒

【使用方法】口服。每日 2 次，每次 20 毫升。

【贮藏方法】放在干燥阴凉避光处保存。

【注意事项】感冒发热者忌服。

【药材配方】冬虫夏草 15 克、白酒 500 毫升。

制作方法

1. 将冬虫夏草研细，放入容器中。
2. 将白酒倒入容器中。
3. 密封浸泡 3 天。
4. 过滤去渣后，取药液服用。

功能效用

冬虫夏草具有补虚益气、止咳化痰的功效。此款药酒具有润肺补肾、活血滋补、祛痰强身的功效。主治肺结核、喘逆痰血等症。

参部酒

【使用方法】口服。每日 2 次，每次 15~20 毫升。

【贮藏方法】放在干燥阴凉避光处保存。

【注意事项】大便溏泄者慎服。

【药材配方】西洋参 9 克、百部 30 克、川贝母 15 克、黄酒 2 升、麦冬 9 克。

制作方法

1. 把西洋参、百部、麦冬、川贝母捣碎，放入砂锅中。
2. 加入清水 1 升，煮沸至总量减半。
3. 加入黄酒继续煮沸，取出放冷后密封。
4. 浸泡 3 日后过滤去渣即可饮用。

功能效用

西洋参具有活血和胃、增强抵抗力的功效。此款药酒具有益气滋阴、润肺止咳、生津止渴、杀虫灭虱的功效。主治肺虚干咳、虚劳咳嗽、痰中带血、津伤口渴、肺结核。

第五章
防治消化系统疾病的药酒

呃 逆

姜汁葡萄酒

【使用方法】口服。每日 2 次，每次 50 毫升。

【贮藏方法】放在干燥阴凉避光处保存。

【注意事项】①轻者服 1~2 次，重者服 4~6 次；②热性呃逆忌服。

【药材配方】生姜 200 克、葡萄酒 2 升。

制作方法

1. 将生姜捣烂，放入容器中。

2. 将葡萄酒倒入容器中，与药材充分混合。

3. 将容器中的药酒密封浸泡 3 天。

4. 过滤去渣后，取药液服用。

功能效用

生姜具有发汗解表、温中止呕、温肺止咳的功效。此款药酒具有祛湿散寒、健胃止痛的功效。主治打嗝、饱嗝、寒性腹痛等症。

紫苏子酒方

【使用方法】口服。每日数次，酌量服用。

【贮藏方法】放在干燥阴凉避光处保存。

【注意事项】肺虚咳喘者、脾虚滑泄者忌服。

【药材配方】紫苏子 500 克、白酒 5 升。

制作方法

1. 将紫苏子微炒后捣碎，放入布袋中，然后将此布袋放入容器中。

2. 将白酒倒入容器中。

3. 密封浸泡 3 天。

4. 过滤去渣后，取药液服用。

功能效用

紫苏子具有降气消痰、平喘润肠的功效。此款药酒具有散风理气、利膈止呃的功效。主治打嗝、恶心干呕等症。

呕　吐

姜附酒

【使用方法】空腹口服。早午晚各 1 次，每次 15~30 毫升，温水服。

【贮藏方法】放在干燥阴凉避光处保存。

【注意事项】如急用，可直接煎煮后饮用。

【药材配方】干姜 180 克、黄酒 1.5 升、制附子 120 克。

制作方法

1. 将干姜、制附子分别捣碎，放入布袋中，然后将此布袋放入容器中。

2. 将黄酒倒入容器中。

3. 密封浸泡 7 天左右。

4. 过滤去渣，取药液服用。

功能效用

干姜具有温中散寒、回阳通脉、温肺化饮的功效；制附子具有回阳救逆、补火助阳的功效。此款药酒具有温肺散寒化痰、回阳通脉的功效。主治因消化不良导致的腹泻、心腹冷痛、打嗝呕吐、喘促气逆等症。

复方半夏酊

【使用方法】口服。每日 3~4 次，成人每次 5~10 毫升，小孩酌情减量。

【贮藏方法】放在干燥阴凉避光处保存。

【注意事项】气虚体燥者、阴虚燥咳者、吐血及内有实热者慎服。

【药材配方】半夏 240 克、陈皮 60 克、生姜 60 克、白酒 1.2 升、葱白 60 克。

制作方法

1. 将半夏、陈皮、葱白、生姜分别洗净，晾干。

2. 将上述四味药分别捣碎，然后放入容器中。

3. 将白酒倒入容器中。

4. 密封浸泡约 1 5 天，过滤去渣后取药液服用。

功能效用

半夏具有燥湿化痰、降逆止呕、消痞散结的功效。此款药酒具有降气止呕的功效。主治恶心不畅、急性呕吐等症。

胃 痛

玫瑰露酒

【**使用方法**】口服。每日 2 次，每次 15~20 毫升。

【**贮藏方法**】放在干燥阴凉避光处保存。

【**注意事项**】对寒凝气滞、脾胃虚寒者尤其有效。

【**药材配方**】玫瑰花 420 克、冰糖 240 克、白酒 1.8 升。

制作方法

1. 将鲜玫瑰花放入容器中。

2. 将白酒、冰糖倒入容器中，与药材充分混合。

3. 密封浸泡 30 天以上，过滤去渣。

4. 用瓷罐或玻璃器皿密封贮藏，取药液服用。

功能效用

玫瑰花具有理气解郁、补血止痛的功效；冰糖能补充体内水分和糖分，具有供给能量、补充血糖、解毒等作用。此款药酒具有理气去痛、养肝和胃的功效。主治胃气痛、食欲不佳等症。

姜糖酒

【**使用方法**】口服。每日 2~3 次，每次 20~30 毫升。

【**贮藏方法**】放在干燥阴凉避光处保存。

【**注意事项**】淋雨或水中长留者饮用可预防感冒；阴虚发热者忌服。

【**药材配方**】生姜 200 克、红糖 200 克、黄酒 2 升。

制作方法

1. 将生姜捣碎，放入容器中。

2. 将红糖、黄酒倒入容器中，与药材充分混合。

3. 密封浸泡约 7 天。

4. 过滤去渣后取药液服用。

功能效用

此款药酒具有体表散热、温经驱寒、健脾养胃的功效。主治因肠胃功能下降引起的食欲不佳、受寒感冒、胃寒干呕、女性痛经等症。

黄　疸

灯草根酒

【**使用方法**】空腹口服。每日 2~3 次，每次 15~30 毫升，用温水服。

【**贮藏方法**】放在干燥阴凉避光处保存。

【**注意事项**】中寒小便不禁者忌服。

【**药材配方**】灯草根 240 克、黄酒 600 毫升。

制作方法

1. 将灯草根捣碎，放入容器中。
2. 将黄酒倒入容器中，与灯草根混匀。
3. 隔水熬煮 1~2 小时。
4. 静置一夜，过滤去渣后取药液服用。

功能效用

灯草根具有利水通淋、清心降火的功效。此款药酒具有清热解暑、利水祛湿的功效。主治湿热黄疸。

茵陈栀子酒

【使用方法】口服。一剂分 3 次服用，每日 200 毫升。
【贮藏方法】放在干燥阴凉避光处保存。
【注意事项】切忌与豆腐、生冷、油腻食物共食。
【药材配方】茵陈 90 克、栀子 45 克、黄酒 1.5 升。

制作方法

1. 将茵陈、栀子放入容器中。
2. 将黄酒倒入容器中，与茵陈、栀子混匀。
3. 将容器中的药材用火煎熬。
4. 取药液服用。

功能效用

茵陈具有利胆清热、降血压、降血脂的功效；栀子具有下火除烦、清热祛湿、凉血解毒的功效。此款药酒具有清热解毒、利水祛湿的功效。主治湿热黄疸（热重干湿）。

胃及十二指肠溃疡

山核桃酒

【使用方法】口服。每日 3 次，每次 10 毫升。

【贮藏方法】放在干燥阴凉避光处保存。

【药材配方】山核桃 1.5 千克、白酒 2.5 升。

制作方法

1. 将山核桃放入容器中。

2. 将白酒倒入容器中，与山核桃混合。

3. 密封浸泡 20 天，待药酒变为褐色，过滤去渣，取药液服用。

功能效用

山核桃具有活血化瘀、润燥滑肠的功效。此款药酒具有温肾润肠、收敛定喘、消炎止痛的功效。主治急性胃病、慢性胃病。

复方白屈菜酊（止痛酊）

【使用方法】口服。每日 3 次，每次 5~10 毫升。

【贮藏方法】放在干燥阴凉避光处保存。

【药材配方】白屈菜 30 克、50 度白酒适量、橙皮 15 克。

制作方法

1. 将白屈菜、橙皮切成薄片，放入容器中。

2. 加入白酒，密封浸泡 2~3 天。

3. 过滤后，用纱布将药渣取汁。

4. 加入白酒 150 毫升，澄清后取药液服用。

功能效用

白屈菜具有止咳平喘、镇痛消肿的功效；橙皮具有理气化痰、健脾去滞的功效。此款药酒具有理气和胃、消炎止痛的功效。主治慢性胃肠炎、胃肠道痉挛疼痛。

元胡酊

【使用方法】口服。每日 2 次，每次 10~15 毫升。

【贮藏方法】放在干燥阴凉避光处保存。

【注意事项】对胃痉挛治疗效果甚佳。

【药材配方】延胡索 400 克、50 度白酒适量、米醋适量。

制作方法

1. 将延胡索研磨成粗粉，放入容器中。

2. 将米醋、白酒倒入容器中。

3. 密封浸泡 2~3 天。

4. 过滤去渣后取药液服用。

功能效用

延胡索双名延胡、元胡、玄胡索、元胡索，其性温，味苦、辛，具有活血理气、止痛通便的功效；米醋具有消脂降压、降低固醇、解毒解酒、安神除烦的功效。此款药酒具有安神止痛的功效。主治各类平滑肌痉挛疼痛。

腹　泻

党参酒

　　【使用方法】空腹口服。早、晚各 1 次，每次 10~15 毫升。

　　【贮藏方法】放在干燥阴凉避光处保存。

　　【注意事项】感冒发热、中满邪实者忌服；老年体弱者可常服。

　　【药材配方】老条党参 80 克、白酒 1 升。

制作方法

1. 选取粗大、连须的老条党参。

2. 将老条党参切成薄片，放入容器中。

3. 将白酒倒入容器中，与老条党参混合。

4. 密封浸泡 7~14 天后开封，取药液服用。

功能效用

　　此款药酒具有补中益气、健脾止泻的功效。主治脾虚泄泻、食欲不佳、体虚气喘、四肢乏力、头晕血虚、津液耗伤、慢性贫血等症。

地瓜藤酒

　　【使用方法】口服。每日 2~3 次，每次 20~30 毫升。

　　【贮藏方法】放在干燥阴凉避光处保存。

　　【药材配方】地瓜藤 250 克、白酒 500 毫升。

制作方法

1. 将地瓜藤切成薄片，放入容器中。

2. 将白酒倒入容器中，与地瓜藤充分混匀。

3. 密封浸泡约 7 天。

4. 过滤去渣后取药液服用。

功能效用

地瓜藤具有利尿消肿、清肺解毒的功效。此款药酒具有理气活血、清热解毒、祛湿止泻的功效。主治腹胀腹泻、黄疸、痢疾痔疮、消化不良、白带异常等症。

便　秘

秘传三意酒

【使用方法】口服。每日适量饮用，患病时勿服。

【贮藏方法】放在干燥阴凉避光处保存。

【注意事项】脾虚泄泻者忌服。

【药材配方】枸杞子 400 克、火麻仁 240 克、生地黄 400 克、白酒 3.2 升。

制作方法

1. 将枸杞子、火麻仁、生地黄分别研磨成粗粉，放入布袋中，然后将此布袋放入容器中。

2. 将白酒倒入容器中，与以上诸药材充分混匀。

3. 密封浸泡约 7 天，过滤去渣后取药液服用。

功能效用

此款药酒具有活血滋阴、清热解暑、润肠祛燥的功效。主治阴虚血少、头晕目眩、面色萎黄、口干舌少、体弱乏力、大便干黄等症。

芝麻枸杞酒

【使用方法】口服。每日2~3次，每次30~50毫升。用温水服，适量，勿醉。

【贮藏方法】放在干燥阴凉避光处保存。

【注意事项】感冒发热、身体有炎症、腹泻等急症患者在发病期间不宜食用枸杞子。

【药材配方】黑芝麻600克、枸杞子1000克、生地黄600克、糯米3000克、火麻仁300克、酒曲240克。

制作方法

1. 将黑芝麻翻炒后捣碎，再将枸杞子、火麻仁、生地黄分别捣碎，一起放入容器中。

2. 将糯米煮熟晾凉，酒曲研磨成细粉。

3. 加入6升水，熬煮至4升后晾凉。

4. 加入药材、酒曲拌匀，置保温处密封约15天，过滤去渣后取药液服用。

功能效用

此款药酒具有益气活血、补肝养肾、调理五脏、滋补精髓的功效。主治腰酸膝软、食欲不佳、面瘦肌黄、发须早白、便结遗精、视线模糊等症。

便 血

刺五加酒

【使用方法】空腹口服。每日 2~3 次，每次 20 毫升。

【贮藏方法】放在干燥阴凉避光处保存。

【注意事项】切忌与辛辣食物共食。

【药材配方】刺五加 260 克、白酒 2 升。

制作方法

1. 将刺五加捣碎，放入容器中。
2. 将白酒倒入容器中，与刺五加充分混合。
3. 密封浸泡约 1 0 天。
4. 过滤去渣后取药液服用。

功能效用

刺五加具有抗疲劳、补虚弱、增强骨髓造血功能，并具有活血作用。此款药酒具有凉血通络、活血止痛的功效。主治肠风痔血、风湿骨痛、跌打损伤。

地榆酒

【使用方法】空腹口服。每日 2 次，每次 20~30 毫升。

【贮藏方法】放在干燥阴凉避光处保存。

【注意事项】切忌与辛辣食物共食。

【药材配方】地榆 150 克、赤芍 90 克、白茅根 150 克、白糖 750 克。

制作方法

1. 将地榆、赤芍、甘草、白茅根分别捣碎，放入容器中。
2. 加入黄酒，密封后放入盛好水的锅中。
3. 隔水熬煮 1 小时。
4. 加入白糖，浸泡 3 天后过滤去渣，取药液服用。

功能效用

地榆具有凉血止血、清热解毒、消肿敛疮的功效；赤芍具有止痛消肿、活血化瘀的功效。此款药酒具有凉血止血的功效。主治肠胃积热、小便带血、大便带血等症。

第六章
防治皮肤病的药酒

白癜风

菟丝子酒

【使用方法】外敷。每日数次。用棉球蘸后擦于患病处。

【贮藏方法】放在干燥阴凉避光处保存。

【注意事项】阴虚火旺者忌用。

【药材配方】菟丝子 90 克、白酒 180 毫升。

制作方法

1. 将菟丝子洗净后切成薄片，放入容器中。

2. 将白酒倒入容器中，与药片充分混合。

3. 密封浸泡约 7 天。

4. 过滤去渣后取药液使用。

功能效用

菟丝子具有补肾壮阳、调节内分泌、降低血压的功效。此款药酒具有润肤止痒、理气祛风的功效。主治白癜风。

白癜风酊

【**使用方法**】外敷。每日 3~5 次。用棉球蘸药酒擦于患处。

【**贮藏方法**】放在干燥阴凉避光处保存。

【**注意事项**】下焦有湿热、肾阴不足、相火易动、精关不固者忌用。

【**药材配方**】蛇床子80克、土槿皮适量、苦参片80克、75%乙醇2升、薄荷脑适量。

制作方法

1. 将蛇床子、土槿皮、苦参片分别研磨成粉末状，放入容器中。

2. 加入乙醇至渗透药物，静置 6 小时。

3. 加入乙醇至 2 000 毫升，浸泡数日。

4. 加入薄荷脑，待其溶化后搅拌均匀，取药液使用。

功能效用

蛇床子具有温肾壮阳、散风祛湿、杀虫解毒的功效；苦参片具有清热祛湿、杀虫利尿的功效。此款药酒具有清热祛风、润肤止痒的功效。主治白癜风。

冻 疮

防治冻伤药酒

【**使用方法**】口服。每日 2~4 次，每次 8~15 毫升。

【**贮藏方法**】放在干燥阴凉避光处保存。

【注意事项】在严寒季节服用时，每日 1 次即可。

【药材配方】红花 12 克、制附子 8 克、徐长卿 10 克、干姜 12 克、肉桂 6 克、60 度白酒 600 毫升。

制作方法

1. 将红花、制附子、肉桂、徐长卿、干姜分别捣碎，放入容器中。
2. 将白酒倒入容器中，与药材充分混合。
3. 密封浸泡 7 天，取药液饮用。

功能效用

红花具有活血通经、散瘀止痛的功效。此款药酒具有活血通络、温经祛寒的功效。主治预防性冻疮。

姜椒酒

【使用方法】外敷。每日 2~3 次。用棉球蘸后擦于患处。

【贮藏方法】放在干燥阴凉避光处保存。

【注意事项】孕妇、阴虚火旺者忌用花椒。

【药材配方】生姜 200 克、95% 乙醇 600 毫升、花椒 200 克。

制作方法

1. 将生姜切成薄片，放入容器中。
2. 将花椒倒入容器中。
3. 将乙醇倒入容器中，与药材充分混合。
4. 密封浸泡 3~5 天后取药液使用。

功能效用

生姜具有发汗解表、温中止呕、温肺止咳的功效。此款药酒具有活血通络、温经祛寒的功效。主治冻疮。

复方樟脑酒

【**使用方法**】外敷。每日 6 次。用温水洗净拭干患处，再擦药酒。

【**贮藏方法**】放在干燥阴凉避光处保存。

【**注意事项**】或用樟脑 9 克、辣椒油 15 毫升、甘油 45 毫升、乙醇（体积分数 95%）添至 300 毫升，对冻疮未溃者效果甚佳。

【**药材配方**】樟脑 30 克、干辣椒 9 克、川椒 150 克、甘油 60 毫升、95% 乙醇 300 毫升。

制作方法

1. 将干辣椒、川椒洗净晾干后切碎，置容器中。
2. 将乙醇倒入容器中，与药材充分混合。
3. 密封浸泡 7 天，过滤去渣。
4. 加入樟脑、甘油，待其溶化后取药液使用。

功能效用

樟脑具有祛湿杀虫、温散止痛、开窍避秽的功效；川椒具有温中散寒、除湿止痛的功效。此款药酒具有温经通脉的功效。主治冻疮局部干燥、皲裂。

复方当归红花酊

【**使用方法**】外敷。每日数次。用热水清洗患处，再擦药酒。

【**贮藏方法**】放在干燥阴凉避光处保存。

【**注意事项**】湿阻中满者、大便溏泄者慎用。

【**药材配方**】当归 160 克、红花 80 克、樟脑 40 克、干姜 80 克、肉桂 160 克、70% 乙醇适量、细辛 40 克。

制作方法

1. 将当归、红花、肉桂、细辛、干姜研粗，入容器，加乙醇，密封浸泡１０天后去渣。

2. 加入樟脑溶匀，共制成 3200 毫升，取药液使用。

功能效用

当归具有补血活血、疏经止痛、润燥滑肠的功效。此款药酒具有活血祛寒的功效。主治冻疮未溃、冻疮结块、脱痂未溃。

手　癣

生姜浸酒

【使用方法】外敷。早晚各 1 次。蘸后擦患处，再入药酒中 8 分钟。

【贮藏方法】放在干燥阴凉避光处保存。

【注意事项】若加红糖 1 千克，余同上，每次 15 毫升，治拳陛腹痛。

【药材配方】生姜 500 ～ 1000 克、60 度白酒 1 升。

制作方法

1. 将生姜捣碎，连汁放入容器中。

2. 将白酒倒入容器中，与药粉充分混合。

3. 将容器中的药酒密封浸泡 2 天。

4. 过滤去渣后，取药液使用。

功能效用

此款药酒具有消毒除菌的功效。主治手癣、足癣等症。

当归百部酒

【使用方法】蘸后涂擦数次。甲癣需泡入药酒中 5 分钟，每日 3 次。

【贮藏方法】放在干燥阴凉避光处保存。

【注意事项】1. 患者服药期间，忌入冷水；2. 可用熏洗法。

【药材配方】当归 45 克、生百部 45 克、黄柏 45 克、白藓皮 45 克、川椒 30 克、白酒 3 升。

制作方法

1. 将诸药材研粉，入容器中。
2. 加入白酒，密封浸泡 2 小时。
3. 隔水熬煮至沸腾后凉凉，取药液使用。

功能效用

当归具有补血活血、舒经止痛、润燥滑肠的功效。此款药酒具有杀虫止痒、清热解毒的功效。主治手癣、甲癣等症。

大黄甘草酒

【使用方法】外敷。每日 1 次，每次 10 分钟，蘸后湿敷患处。

【贮藏方法】放在干燥阴凉避光处保存。

【注意事项】切勿内服。

【药材配方】大黄 30 克、白酒 200 毫升、甘草 60 克。

制作方法

1. 将大黄、甘草捣碎后，放入合适的容器中。
2. 将白酒倒入容器中，与药材充分混合。
3. 将容器上火，用文火熬煮至药熟后离火。
4. 过滤去渣后，取药液使用。

功能效用

大黄具有攻积止滞、清热泻火、凉血化瘀的功效；甘草具有抗菌消炎、抗过敏的功效。此款药酒具有杀虫止痒、消毒清热的功效。适用于手足癣等症。

一号癣药水

【**使用方法**】外敷。每日 3~4 次。用棉球蘸药酒擦于患处。

【**贮藏方法**】放在干燥阴凉避光处保存。

【**注意事项**】有糜烂症状者忌用。

【**药材配方**】蛇床子 60 克、地肤子 60 克、白鲜皮 60 克、硫黄 30 克、苦参 60 克、枯矾 250 克、樟脑 30 克、50 度白酒 4 升、土槿皮 60 克。

制作方法

1. 将枯矾捣碎，硫黄研细；将上述药材入容器中。

2. 加白酒，第 1 次 1.6 升，第 2 次 1.2 升，第 3 次 1.2 升，每隔 2 天取药液，混合 3 次药液。

3. 将樟脑、白酒溶入药液，待澄清，取上层清液备用。

功能效用

此款药酒具有杀虫止痒的功效。主治手癣、体癣等症。

痱 子

二黄冰片酒

【**使用方法**】外敷。每日 3~5 次。用棉球蘸药酒擦于患处。

【贮藏方法】放在干燥阴凉避光处保存。

【注意事项】脾胃虚寒者忌用；枯燥伤津者、阴虚津伤者慎用。

【药材配方】黄连 10 克、生大黄 12 克、冰片 8 克、60 度白酒 300 毫升。

制作方法

1. 将黄连、生大黄分别捣碎，放入容器中。

2. 将冰片倒入容器中，与药粉充分混合。

3. 将白酒倒入容器中，与药粉充分混合。

4. 密封浸泡约 7 天，取药液使用。

功能效用

黄连具有清热祛湿、泻火解毒的功效；生大黄具有清热祛湿、泻火解毒、活血化瘀的功效。此款药酒具有消炎解毒、去痱止痒的功效。主治痱子、疮疖等症。

苦黄酊

【使用方法】外敷。每日 3 次。用棉球蘸药酒擦于患处。

【贮藏方法】放在干燥阴凉避光处保存。

【注意事项】脾胃虚寒者忌用。

【药材配方】苦参 40 克、黄连 20 克、白芷 30 克、丝瓜叶 40 克、生大黄 40 克、黄芩 20 克、冰片 20 克、75% 乙醇 600 毫升。

制作方法

1. 除冰片外，其余诸药捣碎，入容器中。

2. 加乙醇，密封浸泡 2~3 天。

3. 将冰片捣碎，放入容器中，待其溶化后取药液使用。

功能效用

黄连具有清热祛湿、泻火解毒的功效。此款药酒具有消炎解毒、去痱止痒的功效。主治痱子、暑天疖肿。

鸡眼和胼胝

补骨脂酊

【使用方法】外敷。每日 1 次。温水清洗患处，先刮掉厚皮再蘸药酒涂抹晾干。患病处发黑、发软后，继续涂抹，使其自行脱落。

【贮藏方法】放在干燥阴凉避光处保存。

【注意事项】用前摇几下，使药液均匀；用后密封，防止挥发。

【药材配方】补骨脂 150 克、乙醇 500 毫升。

制作方法

1. 将补骨脂捣碎，放入容器中。
2. 将乙醇倒入容器中，与药材充分混合。
3. 密封浸泡约 7 天。
4. 过滤去渣，用小瓶分装，取药液敷用。

功能效用

补骨脂有较好的抗菌作用。此款药酒具有补肾壮阳、活血通络、润肤止痒、生发祛斑的功效。主治鸡眼、白癜风、扁平疣、斑秃、瘙痒、神经性皮炎等症。

足　癣

黑豆酒

【使用方法】口服。酌量服用，常令酒气相伴。

【贮藏方法】放在干燥阴凉避光处保存。

【注意事项】儿童勿过食。

【药材配方】黑豆 750 克、白芷 90 克、薏苡仁 180 克、黄酒 4500 毫升。

制作方法

1. 将黑豆翻炒，与白芷、薏苡仁分别捣碎，放入容器中。
2. 将黄酒倒入容器中，与药材充分混合。
3. 密封浸泡约 7 天，过滤去渣后取药液服用。
4. 或隔水加热，浸渍 12 小时后取药液服用。

功能效用

黑豆具有降低胆固醇、补肾益脾的功效。此款药酒具有利水杀虫、温经散风、活血通络的功效。主治足癣、头晕目眩、抽筋疼痛、小便不畅。

二味独活酒

【使用方法】口服。酌量服用，量由小增多，常令酒气相伴。

【贮藏方法】放在干燥阴凉避光处保存。

【注意事项】孕妇忌服；忌半夏、天花粉、贝母、白蔹、白及共用。

【药材配方】制附子 300 克、独活 300 克、白酒 4 升。

制作方法

1. 将制附子、独活分别研磨成细粉，放入纱布袋中，然后将此纱布袋放入容器中。

2. 将白酒倒入容器中，浸没纱布袋。

3. 密封浸泡约 7 天。

4. 过滤去渣取药液服用。

功能效用

制附子具有回阳救逆、补火壮阳、散风祛湿的功效；独活有抗炎作用。此款药酒具有活血通络、舒筋驱寒、温经祛湿的功效。主治足癣。

疥 疮

白藓酊

【使用方法】外敷。用周林频谱治疗仪调至离皮肤 30 厘米处，依皮肤能耐受热度照射 40 分钟，同时反复涂擦药酒，1 周 1 个疗程。

【贮藏方法】放在干燥阴凉避光处保存。

【药材配方】百部 100 克 75%、乙醇 500 毫升、白藓皮 100 克。

制作方法

1. 将百部、白藓皮研细，放入瓶中。

2. 将白酒倒入容器中，与药粉充分混合。

3. 将药液摇晃均匀。

4. 取药液使用。

功能效用

百部具有润肺止咳、杀虫灭虱的功效；白藓皮具有清热燥湿、散风解毒的功效。此款药酒具有清热解毒、祛湿止痒的功效。主治疥疮等症。

苦参酒

【使用方法】口服。每日 2~3 次，每次 10 毫升。用温水于饭前服。

【贮藏方法】放在干燥阴凉避光处保存。

【注意事项】脾胃虚寒者忌服。

【药材配方】苦参 300 克、黍米 4500 克、刺猬皮 3 个、酒曲 450 克、露蜂房 45 克。

制作方法

1. 将刺猬皮进行炙处理，然后与苦参、露蜂房分别研磨成粗粉，再用 5 升水熬煮至 1 500 毫升。

2. 将药材过滤后取药汁备用，煮熟后凉凉。

3. 浸渍酒曲，与煮熟的黍米一起拌匀，放入容器中，按常法酿酒。

4. 待酒熟后，过滤去渣后取药液服用。

功能效用

苦参具有清热祛湿、杀虫利尿的功效；露蜂房具有消炎解毒的功效。此款药酒具有清热解毒、祛湿止痒的功效。主治疥疮、阴门瘙痒、癞疮等症。

皮肤瘙痒症

蝉蜕藓皮酒

【使用方法】外敷。每日数次，用棉球蘸后擦于患处。

【贮藏方法】放在干燥阴凉避光处保存。

【注意事项】孕妇慎用。

【药材配方】蝉蜕 90 克、白藓皮 90 克、百部 90 克、蛇床子 90 克、白酒 1.5 升。

制作方法

1. 将蝉蜕、白藓皮、百部、蛇床子分别捣碎，放入容器中。

2. 将白酒倒入容器中，与药粉充分混合。

3. 将容器中的药酒密封浸泡 10 天后取出。

4. 过滤去渣后，取药液使用。

功能效用

蝉蜕具有散风除热的作用；蛇床子有燥湿祛风的功能；白藓皮具有清热燥湿、散风解毒的功效；百部具有润肺止咳、杀虫灭虱的功效。此款药酒具有散风驱寒、杀虫止痒的功效。主治瘙痒性皮肤病、阴门瘙痒、腋窝瘙痒。

荨麻疹

浮萍酒

【使用方法】①外敷。每日 2 次，用棉球蘸药酒擦于患处；②口服。每日 2 次，每次 30~50 毫升。

【贮藏方法】放在干燥阴凉避光处保存。

【药材配方】浮萍 80 克、白酒 400 毫升。

制作方法

1. 将浮萍捣烂，放入容器中。
2. 将白酒倒入容器中，与药材充分混合。
3. 密封浸泡约 7 天。
4. 过滤去渣后取药液服用。

功能效用

浮萍具有清热杀虫、防治心血管疾病的功效。此款药酒具有活血祛风、杀虫止痒的功效。主治荨麻疹、过敏性皮疹、皮肤瘙痒等症。

独活肤子酒

【使用方法】口服。空腹口服。每日 3 次，每次 10~15 毫升。

【贮藏方法】放在干燥阴凉避光处保存。

【注意事项】阴虚血燥者慎服。

【药材配方】地肤子 100 克、独活 100 克、当归 100 克、白酒 1 升。

制作方法

1. 将地肤子、独活、当归分别研磨成粗粉，放入容器中。

2. 将白酒倒入容器中，与诸药粉充分混合。

3. 将药材熬煮至沸腾，取下凉凉。

4. 过滤去渣后取药液服用。

功能效用

地肤子具有清热祛湿、散风止痒的功效；独活具有散风祛湿、驱寒止痛的功效。此款药酒具有活血通络、清热解毒、祛风透疹的功效。主治荨麻疹。

烧烫伤

复方儿茶酊

【**使用方法**】外敷。用 0.1% 新洁尔灭液除污物后，用 0.9% 生理盐水冲洗，再涂抹患处。初每 3 小时 1 次，药痂形成后每日喷药酊 2 次。

【**贮藏方法**】放在干燥阴凉避光处保存。

【**注意事项**】治疗期 2 小时翻身一次，以避免烧伤面受压。

【**药材配方**】孩儿茶 150 克、黄柏 150 克、冰片 150 克、80 度白酒 1.5升、黄芩 150 克。

制作方法

1. 将孩儿茶、黄柏、黄芩分别研磨成细粉，放入容器中。

2. 将冰片加入容器中。

3. 将白酒倒入容器中，与诸药材充分混合，密封浸泡 3 天。

4. 过滤去渣后取药液使用。

功能效用

黄柏具有清热燥湿、泻火除蒸、解毒疗疮的功效。此款药酒具有清热解毒、活血消炎、止痛收敛的功效。主治烧烫伤。

复方五加皮酊

【使用方法】外敷。每日5次，每次喷10下。清洁后喷药酒液于患处。

【贮藏方法】放在干燥阴凉避光处保存。

【注意事项】阴虚火旺者慎用。

【药材配方】五加皮300克、薄荷油190克、冰片60克、80%乙醇16升、紫草190克。

制作方法

1. 将五加皮、紫草捣碎，放入容器中。

2. 加入乙醇，密封浸泡2天后过滤，留渣。

3. 取滤液于容器中，加入冰片、薄荷油。

4. 待药材与滤液溶解，搅拌均匀后取药液使用。

功能效用

五加皮具有预防肿瘤、抵抗疲劳、降低血液黏度、防止动脉粥样硬化形成的功效。此款药酒具有活血、抗感染的功效。主治烧伤、重度烧伤。

跌打损伤

苏木行瘀酒

【使用方法】空腹口服。早、中、晚各 1 次，1 剂分 3 份，睡前服用。

【贮藏方法】放在干燥阴凉避光处保存。

【注意事项】孕妇忌服。

【药材配方】苏木 140 克、清水 1 升、白酒 1 升。

制作方法

1. 将苏木研细，放入容器中。

2. 将清水、白酒倒入容器中，与药材充分混合。

3. 将容器上火，用文火熬煮至 1 升。

4. 过滤去渣后，取药液服用。

功能效用

苏木是一种清血剂，具有活血祛痰、散风止痛的功效。此款药酒具有活血消炎、止痛消肿的功效。主治跌打损伤、肿痛。

闪挫止痛酒

【使用方法】口服。1 次服尽，药渣外用敷于患处，以愈为度。

【贮藏方法】放在干燥阴凉避光处保存。

【注意事项】1. 热盛出血患者忌服；2. 湿盛中满、大便溏泄者慎服。

【药材配方】当归 12 克、川芎 6 克、茜草 3 克、威灵仙 3 克、红花 3.6 克、白酒适量。

制作方法

1. 将当归、川芎、红花、茜草、威灵仙放入容器中。
2. 将白酒倒入容器中，与诸药材充分混合。
3. 将容器中的药材，用文火熬煮至熟。
4. 过滤，留渣，取药液服用。

功能效用

当归具有补血活血、调经止痛、润燥滑肠的功效。此款药酒具有活血化瘀、散风消炎、止痛消肿的功效。主治跌打损伤、肿痛、闪挫伤、功能活动障碍等症。

神经性皮炎

红花酊

【使用方法】外敷。每日 3~4 次，用棉球蘸药酒擦于患处。
【贮藏方法】放在干燥阴凉避光处保存。
【注意事项】1. 皮损流水者忌用。2. 治疗期禁烟禁酒，起居规律。
【药材配方】红花 20 克、樟脑 20 克、冰片 20 克、白酒 1 升。

制作方法

1. 将红花、樟脑、冰片放入容器中。
2. 将白酒倒入容器中，与诸药材充分混合。
3. 将容器中的药酒密封浸泡约 7 天后取出。
4. 过滤去渣后取药液使用。

功能效用

红花具有活血舒经、去瘀止痛的功效。此款药酒具有活血祛湿、杀虫止痒的功效。主治神经性皮炎、慢性皮炎、结节性痒疹、玫瑰痤疮、皮肤瘙痒、湿疹等症。

外擦药酒方

【使用方法】外敷。每日 2~3 次，用棉球蘸后擦于患处。

【贮藏方法】放在干燥阴凉避光处保存。

【注意事项】阴亏血虚者、孕妇忌用。

【药材配方】雄黄 30 克、硫黄 30 克、白及 30 克、75% 乙醇 400 毫升、斑蝥 20 个。

制作方法

1. 将雄黄、硫黄、斑蝥、白及、轻粉分别研磨成细粉，放入容器中。
2. 将乙醇倒入容器中，与诸药粉充分混合。
3. 将容器中的药酒密封浸泡约 7 天后取出。
4. 过滤去渣后，取药液使用。

功能效用

雄黄具有解毒杀虫、祛湿化痰的功效；硫黄具有杀虫、壮阳的功效。此款药酒具有清热解毒、活血祛风、杀虫止痒的功效。主治神经性皮炎。

复方斑蝥酒

【使用方法】外敷。每日 2~3 次，用棉球蘸药酒擦于患处。

【贮藏方法】放在干燥阴凉避光处保存。

【注意事项】有水泡，先以甲紫溶液擦涂至水泡消失，再续用。

【药材配方】斑蝥 18 克、徐长卿 45 克、花椒 36 克、冰片 18 克、大蒜头 6 个、45%乙醇 1.5 升。

制作方法

1. 将斑蝥、徐长卿、大蒜头、花椒、冰片分别捣碎，放入容器中。
2. 将白酒倒入容器中，与诸药粉充分混合。
3. 将容器中的药酒密封浸泡约 7 天后取出。
4. 过滤去渣后取药液使用。

功能效用

徐长卿具有散风祛湿、止痛止痒的功效。此款药酒具有凉血活血、清热解毒、麻醉止痒的功效。主治神经性皮炎。

湿 疹

蛇床苦参酒

【使用方法】外敷。每日 2~3 次，用棉球蘸药酒擦于患处。

【贮藏方法】放在干燥阴凉避光处保存。

【注意事项】脾胃虚寒者忌用。

【药材配方】蛇床子 120 克、苦参 120 克、白藓皮 60 克、防风 60 克、明矾 60 克、白酒 2 升。

制作方法

1. 将蛇床子、苦参、白藓皮、防风、明矾研磨成粗粉，放入容器中。
2. 加入白酒，密封，前一周每天搅拌 1 次，之后每周搅拌 1 次。
3. 密封浸泡 30 天后，过滤取清液，压榨残渣取滤液。

4.将清液、滤液混合，静置后过滤，取药液使用。

功能效用

苦参具有清热祛湿、杀虫利尿的功效。此款药酒具有散风祛湿、解毒止痒的功效。主治神经性皮炎、慢性湿疹、扁平疣、汗疹、皮肤瘙痒。

五子黄柏酒

【使用方法】外敷。每日 3 次，用棉球蘸后擦于患处。

【贮藏方法】放在干燥阴凉避光处保存。

【注意事项】脾虚泄泻，胃弱食少者忌用。

【药材配方】地肤子 60 克、苍耳子 60 克、五倍子 60 克、黄柏 300 克、蛇床子 60 克、黄药子 60 克、白酒 1.5 升。

制作方法

1.将地肤子、苍耳子、蛇床子、黄药子、五倍子、黄柏分别研磨成粗粉，放入容器中。

2.加入白酒，每天摇晃 1 次。

3.密封浸泡约 15 天，取药液使用。

功能效用

此款药酒具有活血通络、清热祛湿、消肿止痛、散风止痒的功效。主治湿疹、阴囊湿疹。

银屑病

斑蝥百部酊

【使用方法】外敷。每日 1~2 次，用棉球蘸后擦于患处。

【贮藏方法】放在干燥阴凉避光处保存。

【药材配方】斑蝥 100 克、樟脑 160 克、槟榔 200 克、60% 乙醇适量、生百部 960 克、紫荆皮适量。

制作方法

1. 将斑蝥、紫荆皮、生百部、槟榔分别研磨成粗粉，放入容器中。
2. 加入乙醇，密封浸泡 7 天，过滤去渣。
3. 加入樟脑，待其溶解。
4. 将乙醇加至 6400 毫升，混匀后取药液使用。

功能效用

生百部具有润肺止咳、杀虫灭虱的功效；樟脑具有祛湿杀虫、温散止痛、开窍避秽的功效。此款药酒具有散风祛湿、杀虫止痒的功效。主治牛皮癣。

牛皮癣酒

【使用方法】外敷。每日 2 次，用棉球蘸后擦于患处。

【贮藏方法】放在干燥阴凉避光处保存。

【注意事项】牛皮癣急性期者忌用。

【药材配方】斑蝥 20 克、白及 100 克、槟榔 100 克、川椒 100 克、生百部 100 克、10% 苯甲酸适量、白酒 3 升。

制作方法

1. 将白及、生百部、槟榔、川椒捣碎入渗滤器中。
2. 将斑蝥研细再捣烂，置顶层加盖特制木孔板。
3. 加白酒密封浸泡 7 天，按渗滤法取渗源液、滤液。
4. 按比例加入苯甲酸，拌匀滤取药液。

功能效用

软坚散结，杀虫止痒。主治牛皮癣、手癣、足癣、神经性皮炎等症。

寻常疣

蝉肤白花酒

【使用方法】外敷。每日 5~6 次，蘸后擦于患处，以愈为度。
【贮藏方法】放在干燥阴凉避光处保存。
【注意事项】尽量避免食用鱼、虾、蟹等海鲜产品，以及葱、蒜、辣椒、烟酒等刺激性食物。
【药材配方】蝉蜕 6 克、白藓皮 12 克、地肤子 12 克、红花 2 克、明矾 12 克、75% 乙醇 100 毫升。

制作方法

1. 将蝉蜕、白藓皮、红花、地肤子、明矾分别捣碎，放入容器中。
2. 将乙醇倒入容器中，与诸药材充分混合。
3. 密封浸泡 3 天。
4. 过滤去渣后取药液使用。

功能效用

蝉蜕具有散风清热、利咽透疹、退翳解痉的功效；白藓皮具有清热燥湿、散风解毒的功效。此款药酒具有活血散风、杀菌去疣的功效。主治扁平疣。

消疣液

【使用方法】外敷。每日 3 次，每次 5 分钟，持续 3~6 周。用棉球蘸后于患处稍用力擦拭。

【贮藏方法】放在干燥阴凉避光处保存。

【注意事项】切勿内服；腰痛非风湿者不宜用；血少火炽者禁用。

【药材配方】海桐皮 240 克、地肤子 240 克、青龙衣 24 克、土大黄 1 千克、蛇床子 240 克、高粱酒 1 升。

制作方法

1. 将海桐皮、地肤子、蛇床子、青龙衣、新鲜土大黄分别捣碎，放入容器中。

2. 加入高粱酒。

3. 密封浸泡 30 天取药液使用。

功能效用

海桐皮具有散风祛湿、通经活络、杀虫止痒的功效。此款药酒具有消炎止痛、散结去疣的功效。主治寻常疣。

脂溢性皮炎

苦参百部酊

【使用方法】外敷。每日 1~2 次。用棉球蘸后擦于患处，以愈为度。

【贮藏方法】放在干燥阴凉避光处保存。

【注意事项】脾胃虚寒者忌用。

【药材配方】苦参 620 克、百部 180 克、野菊花 180 克、樟脑 250 克、白酒 10 升。

制作方法

1. 将苦参、百部、野菊花分别捣碎，放入容器中。
2. 将乙醇倒入容器中，与药粉充分混合。
3. 密封浸泡约 7 天，过滤去渣，取清液备用。
4. 将樟脑研磨成粉末状，加入清液后拌匀，取药液使用。

功能效用

苦参具有清热祛湿、杀虫利尿的功效；百部具有润肺止咳、杀虫灭虱的功效。此款药酒具有杀菌止痒的功效。主治脂溢性皮炎、桃花癣、玫瑰糠疹、皮肤瘙痒等症。

皮炎液

【使用方法】外敷。每日 3 次。轻摇药液，蘸后擦患处，以愈为度。

【贮藏方法】放在干燥阴凉避光处保存。

【注意事项】勿口服；治疗股癣，硫黄、轻粉加倍；治疗阴囊去掉硫黄、轻粉；对头部脂溢性皮炎继发感染者，可加入明雄黄 6 克。

【药材配方】硫黄 6 克、枯矾 2 克、冰片 5 克、75% 乙醇 400 毫升。

制作方法

1. 将硫黄、枯矾、冰片分别研磨成细粉，放入容器中。
2. 将乙醇倒入容器中，与药粉充分混合。
3. 将容器中的药酒密封浸泡 1 天后取出。
4. 过滤去渣后，取药液使用。

功能效用

硫黄具有杀虫、壮阳的功效；冰片具有消肿止痛、清热解毒、散风下火的功效。此款药酒具有解毒祛湿、杀虫止痒的功效。主治脂溢性皮炎、股癣、夏季皮炎等症。

斑秃、脱发

枸杞沉香酒

【使用方法】外敷。每日 3 次，用棉球蘸后擦于患处，以愈为度。

【贮藏方法】放在干燥阴凉避光处保存。

【注意事项】外邪实热、脾虚有湿、泄泻者忌用。

【药材配方】枸杞子 30 克、沉香 30 克、熟地黄 30 克、白酒 500 毫升。

制作方法

1. 将熟地黄、沉香、枸杞子分别捣碎，放入容器中。
2. 将白酒倒入容器中，与药粉充分混合。
3. 将容器中的药酒密封浸泡 1 0 天，经常摇动。
4. 过滤去渣后，取药液使用。

功能效用

枸杞子具有降低血糖、减轻脂肪肝、抗动脉粥样硬化的功效。此款药酒具有补肝养肾、益气活血的功效。主治脱发、白发、健忘、不孕等症。

神应养真酒

【使用方法】口服。每日 3 次，每次 10~20 毫升。

【贮藏方法】放在干燥阴凉避光处保存。

【注意事项】外邪实热、脾虚有湿、泄泻者忌服。

【药材配方】当归 50 克、熟地黄 60 克、天麻 30 克、白芍 60 克、川芎 30 克、羌活 18 克、菟丝子 40 克、木瓜 60 克、白酒 2 升。

制作方法

1.将当归、熟地黄、菟丝子、羌活、天麻、白芍、川芎、木瓜研粗粉，入纱布袋再入容器。

2.加白酒密封浸泡 49 天，经常摇动，去渣后取药液服用。

功能效用

当归具有补血活血、温经止痛、润燥滑肠的功效。此款药酒具有益气活血、散风活络的功效。主治脱发、脂溢性皮炎。

须发早白

首乌当归酒

【**使用方法**】口服。每日 2 次，每次 10~15 毫升。

【**贮藏方法**】放在干燥阴凉避光处保存。

【**注意事项**】大便溏薄者忌服。

【**药材配方**】何首乌 60 克、当归 30 克、熟地黄 60 克、白酒 2 升。

制作方法

1. 将何首乌、当归、熟地黄分别捣碎，放入纱布袋中，然后将此纱布袋放入容器中。

2. 将白酒倒入容器中，与诸药粉充分混合。

3. 密封浸泡 14 天，经常摇动。

4. 过滤去渣后，取药液服用。

功能效用

当归具有补血活血、温经止痛、润燥滑肠的功效。此款药酒具有补肝养肾、益气活血的功效。主治须发早白、腰酸、耳鸣、头晕等症。

固本酒

【**服用方法**】空腹口服。每日数次，每次不超过 50 毫升。

【**贮藏方法**】放在干燥阴凉避光处保存。

【**注意事项**】脾胃有湿邪及阳虚者忌服。

【**药材配方**】生地黄 25 克、熟地黄 25 克、白茯苓 25 克、人参 25 克、天门冬 25 克、麦门冬 25 克、黄酒 500 毫升。

制作方法

1. 将生地黄、熟地黄、天门冬、麦门冬、白茯苓、人参分别捣碎，放入容器中。

2. 加黄酒密封浸泡 3 天，后用文武火煮沸至酒黑，服药液。

功能效用

生地黄具有清热生津、滋阴活血的功效。此款药酒具有美容养颜、乌须黑发的功效。主治须发早白、面容枯槁。

鹤龄酒

【服用方法】口服。每日 3 次，每次 20 毫升。
【贮藏方法】放在干燥阴凉避光处保存。
【注意事项】外邪实热、脾虚有湿、泄泻者忌服。
【药材配方】枸杞子 60 克、何首乌 60 克、牛膝 10 克、山茱萸 10 克、天门冬 30 克、补骨脂 10 克、党参 10 克、当归 30 克、生地黄 10 克、菟丝子 10 克、蜂蜜 60 毫升、白酒 1.5 升。

制作方法

1. 将诸药材捣碎，入纱布袋再入容器。

2. 加白酒密封，再用文火煮沸凉凉，埋土中 7 天，去渣后加蜂蜜混匀，取药液服用。

功能效用

此款药酒具有活血理气、补肝养肾的功效。主治须发早白、未老先衰、齿落眼花、筋骨无力等症。

乌发益寿酒

【**使用方法**】口服。每日 2 次，每次 15~20 毫升。
【**贮藏方法**】放在干燥阴凉避光处保存。
【**注意事项**】脾胃虚寒、肾阳不足者忌服。
【**药材配方**】女贞子 40 克、旱莲草 30 克、黑桑葚 30 克、白酒 1 升。

制作方法

1. 将女贞子、旱莲草、黑桑葚放入容器中。
2. 将白酒倒入容器中，与诸药材充分混合。
3. 将容器中的药酒密封浸泡 15 天。
4. 过滤去渣后，取药液服用。

功能效用

　　旱莲草具有收敛止血、补肝益肾的功效；黑桑葚被称为"民间圣果"，有延缓衰老、美容养颜的功效。此款药酒具有滋阴补肾、散风清热、乌须黑发的功效。主治须发早白、肝肾不足所致的头晕目眩、腰酸耳鸣、面容枯槁。

第七章
防治风湿痹痛类疾病的药酒

独活寄生酒

【使用方法】饭后温服。早晚各 1 次，每次 10 毫升，30 天 1 疗程。

【贮藏方法】放在干燥阴凉避光处保存。

【注意事项】便秘痰咳、溃疡发热、阴虚阳亢、口舌生疮者忌服；孕妇忌服。

【药材配方】独活 60 克、桑寄生 40 克、党参 60 克、当归 100 克、白芍 60 克、牛膝 60 克、防风 40 克、川芎 40 克、杜仲 100 克、茯苓 80 克、肉桂 30 克、细辛 24 克、甘草 30 克、秦艽 60 克、生地黄 100 克、白酒 3 升。

制作方法

1. 将 15 味药材分别捣碎，放入布袋中，然后将此布袋放入容器中。
2. 加入白酒，密封浸泡 14 天，过滤去渣，取药液服用。

功能效用

散风祛湿，补肝养肾，活血通络，舒筋止痛。主治风湿痹症、怕冷恶风、关节炎、肩周炎、中风偏瘫、硬皮病、脉管炎等症。

杜仲丹参酒

【**使用方法**】口服。早、晚各 1 次，每次 10~15 毫升。用温水于饭前服。

【**贮藏方法**】放在干燥阴凉避光处保存。

【**注意事项**】忌食辛辣、不易消化食物。

【**药材配方**】杜仲 60 克、丹参 60 克、川芎 30 克、白酒 2 升。

制作方法

1. 将杜仲、丹参、川芎分别研磨成粗粉，放入布袋中，然后将此布袋放入容器中。

2. 将白酒倒入容器中，并密封浸泡约 15 天。

3. 过滤去渣，取药液服用。

功能效用

杜仲具有降血压、强筋健骨的功效；丹参具有祛瘀止痛、凉血消痈的功效。此款药酒具有补肾益肝、活血通络、强筋壮骨、散风止痛的功效。主治风湿痹症、怕冷恶风、冠心病、脉管炎、脑血栓偏瘫、胸闷心悸、腰背僵硬、中老年人气滞血瘀等症。

白花蛇酒

【**使用方法**】口服。每日 2 次，每次 10~15 毫升。

【**贮藏方法**】放在干燥阴凉避光处保存。

【**注意事项**】白花蛇有毒，务必先炮制加工后，方可使用。

【**药材配方**】白花蛇 180 克、天麻 48 克、当归 60 克、防风 60 克、秦艽 60 克、羌活 60 克、五加皮 60 克、烧酒 4 升。

制作方法

1. 将白花蛇去头骨尾，晾干。

2. 将诸药材研磨成粗粉，入布袋再入容器中。

3. 加入烧酒，密封浸泡约 3 天，方可服用。

功能效用

此款药酒具有活血通络、散风祛湿的功效。主治风湿痹证、关节酸痛、恶风发热、苔薄白肿。

薏仁酒

【**使用方法**】口服。早、晚各 1 次，每次 10~15 毫升。用温水于饭后服。

【**贮藏方法**】放在干燥阴凉避光处保存。

【**注意事项**】阴虚火旺、便秘者忌服；忌生冷、辛辣、不消化食物。

【**药材配方**】薏苡仁 60 克、牛膝 60 克、海桐皮 30 克、杜仲 30 克、白术 15 克、枳壳 30 克、五加皮 30 克、独活 30 克、防风 30 克、熟地黄 45 克、米酒 1.5 升。

制作方法

1. 将杜仲姜炙、枳壳翻炒，与其余诸药捣碎，放入布袋中，然后将此布袋放入容器中。

2. 加米酒密封浸泡约 15 天。

3. 过滤去渣，取药液服用。

功能效用

强筋壮骨，散风祛湿。主治风湿痹症、腰背僵硬、关节肿胀、手足麻木、脘腹虚胀、消化不良、骨质增生等症。

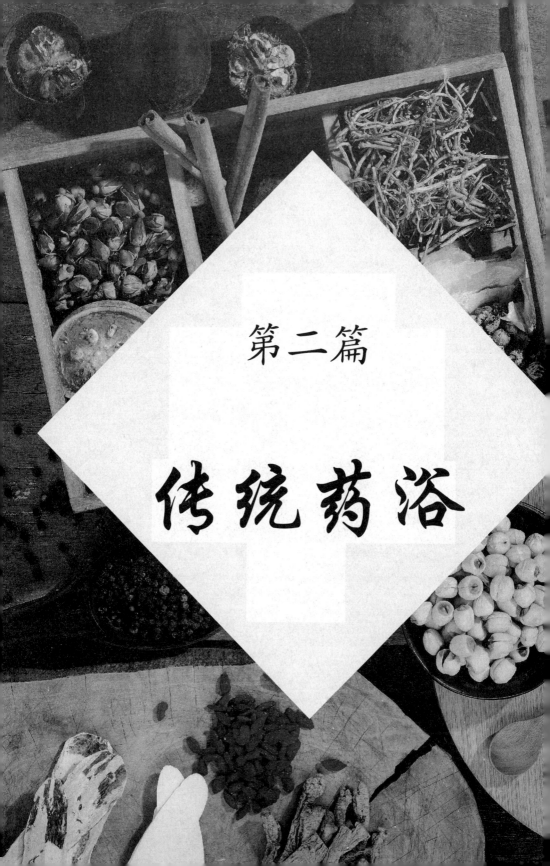

第二篇

传统药浴

第二章

休克概论

第一章
学用药浴不生病

药浴发展历史

药浴，是我国传统中医疗法中一颗璀璨的明珠，它以独特的功效而得以流传至今。药浴，是利用水温热力以及药物本身的功效，通过对皮肤、经络、穴位的刺激和药物的透皮吸收，起到疏通经络、活血祛湿、保健养生的神奇效果。

中华药浴，古已有之，但这神奇的药浴究竟起源于何时，现在已经无法考证。早在秦汉时期的《五十二病方》中就已有"温熨""药摩""外洗"等多种药浴方法记载。随着社会的发展，药浴更是以其独特的魅力而受到更多人的认可。

药浴的发展

药浴不同于一般的洗浴、温泉浴等，中医学对药浴的定义是："药浴法是外治法之一，即用药液或含有药液水洗浴全身或局部的一种方法，通常用单方或者复方中药煎熬。"按照中医辨证施治的原则，根据不同的疾病，加入不同的药物进行治疗，因药物不经胃肠破坏，直接作用于皮肤，并通过皮肤吸收进入血液，故药浴比内服药见效快，舒适，无任何不良反应，也不会增加肝脏负担，因此被医学界誉为"绿色疗法"，越来越受到患者的青睐。

中华药浴，古已有之。我国最早的医方《五十二病方》中就有治婴儿的方，书中记载了温熨、药摩、外洗等多种药浴方法。《礼记》

中讲"头有疮则沐，身有疡则浴"。《左传》中也记载有当时人们对药物保健的认识，认识到人与水土的关系。药浴的发展奠基于秦代，发展于汉唐，充实于宋明，成熟于清代。而最早全面将药浴记载并保存至今的是春秋战国时期的《黄帝内经》，书中有"其受外邪者，渍形以为汗"的记载。

东汉时期，张仲景在《伤寒论》里介绍了一些药浴疗法，其代表性的治疗方剂则有桂枝汤、麻黄汤、白虎汤、承气汤、柴胡汤、四逆汤、真武汤、理中丸、乌梅丸等方。如对桂枝汤的记载："太阳中风，阳浮而阴弱。阳浮者，热自发；阴弱者，汗自出。啬啬恶寒，渐渐恶风，翕翕发热，鼻鸣干呕者，桂枝汤主之。"说明了内病外治的作用机制。另外，在《金匮要略》中对"洗、浴、熏洗"等多种药浴方法有了明确详细的记载，开创了"辨证施治"的中医学思想，为药浴的发展奠定了坚实的基础。

晋代葛洪的《肘后备急方》则收录了更多的药浴内容，对不同的疾病原因使用不同的方法，如酒洗、醋洗、黄柏洗。如书中记载："若有息肉脱出，以苦酒三升，渍乌梅五枚以洗之。"当时药浴已经得到广泛的应用，并为人们提供了全新的治疗方法。

到了唐朝，药浴的发展已经进入全盛时期，运用药浴治疗疾病的内容更加丰富，除了常见外科皮肤疾病如痈疽、冻疮、丹毒外，还应用于妇科、儿科以及临床急症抢救等。唐代孙思邈的《备急千金要方》《千金翼方》中就提出了内服外用的方法，更增加了洗浴、敷溻等方法，对药浴的使用方法做了全面的描述和记载。在宋朝，人们有端午沐浴的习俗，《岁时广记》引用《琐碎录》写道："五月五日午时，取井花水沐浴，一年疫气不侵。俗采艾柳桃蒲揉水以浴"。可见药物沐浴已经得到人们更广泛的喜爱和认可。

明朝时期，药浴疗法至臻完备。以李时珍的《本草纲目》最为出名，是中国古代药学史上内容最丰富的药学著作，其中药浴治法就有沐浴、热浴、坐浴等不同的治法，其治病范围也日益扩大。

清朝是中医药浴疗法成熟的阶段。主要体现在中医外治的问世及药浴外治理论的建立。如《串雅外篇》《理瀹骈文》《医宗金鉴》《急救广生集》《外科大成》等，其中吴尚先的《理瀹骈文》在药浴的种类上分了洗、沐、浴、浸、渍、浇等法，辨证用药贯穿于整个临床药浴过程，理、法、方、药备全。药浴疗法不但在民间流传，也是清代宫廷医学的一大特色，为皇族所推崇。在清宫医案中就有大量的药浴方，有许多沐浴、洗头、洗眼睛及其他外洗方。临床应用基本与内科治法并行，并广泛用于急症、内、外、妇、儿、骨伤、皮肤、五官等科目，达数百种疾病的治疗。在慈禧太后的医方中专有沐浴方和洗药方，慈禧太后认为这是她一生美容养颜的妙法。

步入现代社会，随着人们生活水平的提高和人们对中医保健的日益重视，药浴也得到了广泛的发展。另外，伴随着新的医学仪器和医学设备的产生，使药浴的开展更加便捷。在城市的街头出现了很多药浴场所。药浴这个古老而又充满活力的产业，必将随着中医的发展给人们带来全新的治疗方式。也期待药浴以自身的魅力，为人们的医疗保健做出更大的贡献。

药浴的作用机制及治疗功效

药浴历史悠久，对人体具有独到功效，自古以来一直备受人们重视。药浴因药物不经胃肠破坏，直接作用于皮肤，并通过皮肤吸收进入血液，故药浴比内服药见效快，舒适，无任何不良反应，也不会增加肝脏负担，因此被医学界誉为"绿色疗法"。药浴不仅可调整阴阳、协调脏腑、通行气血、清热解毒、消肿止痛，还可洁净皮肤、滋养皮肤、美容养颜、防病抗衰老。

药浴的作用机制

药浴主要通过"功、散、通、排"四个步骤达到药浴的功效。

1. 功

人体躺入泡浴桶后，芳香宜人的药力通过泡浴者皮肤的毛囊孔、皮脂腺孔、汗腺孔、角质细胞及其间隙攻人体内，这是药力渗人体内强力做功的过程。在这个过程中皮肤发挥吸收的功能，泡浴者要放松自己，最大可能的让皮肤吸收药力、将药物气力渗入体内发挥药效。

2. 散

药物强大气力渗入体内后，以气推血，以血带气，血气加速在全身的循环。药物气力进入血液循环和经络系统，通过血液循环和经络的作用，药力开始在全身散开，内达五脏六腑，外通肢体百骸，无所不到。在此过程中，人会感觉心跳加速、胸闷气短、恶心、四肢麻木、身体局部疼痛等，这属于正常反应，感觉越强烈说明泡浴者身体存在的不健康问题越多，经过规定次数的泡浴调理之后会感觉越来越正常而没有太大反应，身体也逐步回到健康状态。

3. 通

药力开始在全身散开的过程中，血液循环会加速，心跳速度一般会达到正常情况的 1.5~2 倍。在此过程中，通过药力的作用会强力打通全身的血脉和经络，只要是身体有瘀结的部位，在打通的过程中都会疼痛，经过规定的泡浴次数之后将瘀结部位的血脉或经络打通后疼痛自然消失，瘀结部位的病变隐患也得以消除。

4. 排

在药力完成功、散、通之后，体内的污浊毒素开始通过发汗、排便排出体外。泡浴者离开浴桶后要喝 1000~2000 毫升温的调理养生茶，为发汗补充水分；然后躺下，躺下时，头和脚均要垫一个至一个半枕头高度的枕头，使得身体呈"一"状弧形，以利于全身气血持续高速循环。

药浴的功效

药浴对人体具有独到功效，自古以来一直受医学界重视。通过全身泡浴，使有独特营养、保健及杀菌功能的中药渗透进人体，药物作用于全身肌表、局部、患处，并经吸收，循行经络血脉，内达脏腑，由表及里产生效应。现代药理也证实，药浴后能增强肌肤的弹性和活力，调整各系统组织器官功能和机体免疫功能。

1. 疏通经络、活血化瘀

药浴中的活血药可以畅通血行，消除瘀血，主要用于治疗各种血瘀引起的病，对内、外、妇、儿各科均有应用。如对妇科疾病的治疗，像益母草药浴就对月经不调、痛经有很好的效果。

2. 祛风散寒、除湿、强健骨骼

药浴的功效是通过温水浸泡将热能和药效作用于皮肤，扩张毛细血管，从而有效祛除体内的风、寒、湿、热、毒，促进新陈代谢，增强人体免疫功能，对于颈椎病、肩周炎、风湿病、关节扭伤、脑血栓、帕金森综合征、老年痴呆症、脑卒中、妇科病症等有显著的康复作用。如人们常见的风湿性关节炎，这类疾病用药浴治疗可谓相得益彰。水的热度加上药物本身的功效，可以起到事半功倍的效果。

3. 排毒、杀菌抗菌、止痒

药浴对皮肤可起到清洁、止痒、脱屑、软化、湿润、保护皮肤的作用，对皮肤病有良好的治疗作用。适用于泛发性神经性皮炎、银屑病、湿疹、麻风、皮肤瘙痒症等。皮肤感染和局部红肿时这些药物可以解毒消炎，消肿止痛，有的还可以脱去坏死的腐肉，愈合创口，常见的中药有蛇床子、白矾、硫黄、雄黄等。

4. 清热解毒、消肿止痛、延年益寿

凡能清解热毒或火毒的药物叫清热解毒药。这里所称的毒，为火热壅盛所致，有热毒和火毒之分。药浴中不少药物都有清热解毒、提高免疫力的功效。主要适用于痈肿疔疮、丹毒、瘟毒发斑、痄腮、咽喉肿痛、热毒下痢、虫蛇咬伤、癌肿、水火烫伤以及其他急性热病等。现代人生活压力大，节奏快，生存环境日益恶劣，因此经常出现"火毒""体虚"，如很多女孩在前胸和后背，特别是后背长出很多红红的小丘疹，中医认为这种症状是因脾胃湿热和体内火大所致，所以泡澡要选用清热解毒和抑菌消炎的配方。

5. 调整阴阳、协调脏腑、通行气血、濡养全身

中医认为，"心藏神，主神明，心窍开通则神明有主，神志清醒，

思维敏捷。若心窍被阻，清窍被蒙，则神明内闭，神志昏迷"。比如现代人多处于亚健康，常常出现身心疲惫、头晕乏力、心烦失眠，而药浴则是缓解这些症状的有效方法。出现这些症状主要与五脏有关系。

6. 洁净皮肤、滋养皮肤、美容养颜、防病抗衰老

关于用药浴来保养皮肤的方法，早在古代就有很多记载。杨贵妃和慈禧太后就很喜欢通过药浴来保养皮肤，延缓衰老。随着岁月的流逝及外界环境的破坏，皮肤的保护膜、胶原蛋白以及皮肤的含水量都会降低，就会出现皮肤松弛、皱纹、色斑等。而通过药浴不但可以排出体内毒素，更能将药物成分渗透到肌肤里，让肌肤吸收，从而保养皮肤。

药浴安全常识

中医治疗疾病，是按照辨证施治的原则，根据不同的疾病，加入不同的药物，来进行治疗。药浴法是外治法之一，通常用单方或者复方中药煎熬。在家自行组方配制药浴是件比较危险的事情，这就需要我们对药浴的水质如何选择、药浴多少时间合适、药浴适合哪些人群等有一定的了解，才能达到其应有的功效。

药浴水质的选择

各种洗浴离不开水，水又是药物的媒体，水质软硬度与酸碱度的不同，常常可以产生不同的疗效。药浴的水质必须要清洁不含杂质，因为药浴毕竟不同于一般的洗澡，水质处理不好有时会影响药物作用发挥，甚至产生不良反应。

（1）自来水。城市与大多乡镇均有现成的自来水，水质可靠，可直接用于药浴。但有时水中消毒物质过浓，不适宜直接洗浴。处理自来水时，主要是让其中的消毒成分挥发掉。因此多采用晾晒的办法，即提前将水放入盆、池中8~12小时。

（2）江、河、池塘水。此类水最大的特点是其中杂质较多，直观

感觉混浊，有不同的颜色。如用于一般洗澡，尚可将就，但用于药浴就不行了，可用明矾净化法。也可静置于池盆中令泥沙沉淀后再用明矾处理。

（3）矿泉水。天然矿泉水，本身即是良药，应先了解矿泉成分后有针对性地洗浴。城市中的地热水一般也具有矿泉水性质。如果有天然矿泉，可自己制造矿泉水。一是利用矿泉壶，按该矿泉壶使用说明，滤出矿泉水。二是将一些麦饭石粉或颗粒放入纱布袋中，提前置于水中浸泡 6 小时以上，亦可成为矿泉水。

药浴的时间禁忌

（1）饭前、饭后半小内不宜进行全身药浴。

（2）洗浴时间不可太长，尤其是全身热水浴。一旦发生晕厥，应及时扶出浴盆，平卧在休息室床上，同时给病人喝些白开水或糖水，补充体液与能量。

（3）临睡前不宜进行全身热水药浴，以免兴奋，影响睡眠。

药浴禁忌病症

（1）皮肤有创伤、开放性骨折应禁用药浴，防止感染。

（2）心肌梗死、冠心病、主动脉瘤、动脉硬化、重症高血压病，有出血倾向者，不宜使用热水药浴。

（3）严重心肺功能不全者，不宜使用全身热水药浴。

（4）低血糖、高血压和心血管病病人，药浴时间不宜过长（3~6分钟），以防昏倒。有急性传染病、妊娠和妇女月经期不宜进行药浴。年老体弱者，应有医护人员或家属协助照料，以防不测。

用药安全

主要包含三方面，一是必须要有科学的诊断，如果没有一定的科学常识最好不要自己配药方，选药用量不可掉以轻心；二是选药材一定要"真"；三是药浴的正确使用。如在浸泡过程中感到心跳加快或呼吸过于急促时，应起身于通风良好处稍事休息，待恢复后再次浸泡，一般2~3次浸泡即可。

主要注意事项有：全身药浴易发生晕厥，故浴后要慢慢地从浴盆中起身，以免出现体位性低血压，造成一过性脑部缺血，眩晕。泡药浴时，出现轻度胸闷、口干等不适，可适当饮水或饮料。药浴时，室温不应低于20℃；局部药浴时，应注意全身保暖；冬季应避风，预防感冒。若有严重不适，应立即停止药浴。

药浴的使用方法

现以金银花为例，向大家介绍药浴使用方法。

熏洗浴

（1）金银花100克。

（2）加水煎煮30分钟，熏洗患处，一般熏30分钟左右。

直接泡浴法

（1）金银花若干。

（2）把金银花放入热水中，泡浴时间30分钟。

浓汁制作方法

（1）取金银花100克。

（2）把金银花放在容器当中。加水，容器中加入的水要浸没药材。

（3）药材浸泡后，加热至沸腾。

（4）保持药材沸腾30分钟。

（5）倒出金银花汁，依照上面的方法煎煮2~3次，待冷却后放入冰箱，下次用时再取出。

足浴

每日1次。每次30分钟。

坐浴

每日2次，每次30分钟。对于梅毒的二期有一定的效果。

第二章
药浴治病一招灵

清热解毒

蒲公英浴

【科属分类】菊科。

【药材别称】蒲公草、尿床草、西洋蒲公英。

【主要产地】吉林、辽宁、内蒙古。

【性味归经】微苦、甘、寒。归肝、胃经。

【功能主治】清热解毒，消肿散结，利湿通淋。

【处方用量】蒲公英 350 克。

适用病症

疗疮肿毒：取其清热解毒、消肿散结功效，对于疗疮肿毒是最佳的药浴。

乳痈初起：对于乳痈初期，可与忍冬藤、生甘草等使用，效果极佳。

目赤肿痛：蒲公英尤擅清肝热，治疗肝热目赤肿痛，配合汤剂效果更好。

湿热黄疸：蒲公英浴对祛除湿热黄疸具有明显的效果。

使用方法

①熏洗法：取蒲公英 350 克，加水煎煮 30 分钟，趁热熏洗患处 30 分钟左右。

②直接泡浴法：取蒲公英若干，加入到准备好的热水当中，使用者在含药的热水中进行全身药浴，一般为 30 分钟。

③浴足：每日 2 次，每次 30 分钟，可用于湿热黄疸、热淋涩痛。

注意事项

1. 阳虚外寒者忌用。

2. 脾胃虚弱者忌用。

3. 蒲公英用量过大，可致缓泻。

4. 蒲公英可生吃、炒食。

大青叶与板蓝根浴

【科属分类】十字花科。

【药材别称】靛青根、蓝靛根、靛根、菘蓝、大蓝、马蓝。

【主要产地】河北、北京、黑龙江、甘肃。

【性味归经】苦、寒。归肝、胃经。

【功能主治】清热，解毒，凉血，利咽。

【处方用量】板蓝根 100 克。

适用病症

流行性腮腺炎：板蓝根煎水服用，连服 5 天，有一定的预防作用。

丹毒痈肿：二者具有清热，解毒，凉血的作用，药浴效果明显。

流行性感冒：板蓝根、羌活配合使用，煎汤，具有良好的效果。

痘疹出不快：二者可单独使用，也可配合使用。

抗菌保健：对一些致病菌，具有不同的抑制作用，从而保护家人健康。

大头瘟：鲜大青叶洗净，捣烂外敷患处。

黄疸：大青、茵陈、秦艽、天花粉各适量。水煎服。

小儿赤痢：将大青叶捣烂，取汁服用。

使用方法

1. 熏洗法：取板蓝根 100 克，加水煎煮 30 分钟，趁热熏洗患处，一般为 30 分钟左右。

2. 直接泡浴法：取板蓝根或大青叶若干，加入到准备好的热水当中，使用者在含药的热水中进行全身药浴，一般为 30 分钟。

3. 煎煮泡浴法：直接把板蓝根加水煎煮 30 分钟，待水温合适后进行药浴。

注意事项

1. 板蓝根与大青叶来自同一种植物菘蓝。

2. 体虚而无实火热毒者忌服。

3. 板蓝根有利咽之长，而大青叶化斑之长胜于板蓝根。

4. 少年儿童应该避免大剂量、长期服用板蓝根。

野菊花浴

【科属分类】菊科。

【药材别称】野黄菊花、苦薏、山菊花、甘菊花。

【主要产地】吉林、辽宁、河北、河南、山西。

【性味归经】性微寒、味苦、辛。归肺、肝经。

【功能主治】清热解毒，疏风平肝。

【处方用量】野菊花 200 克。

适用病症

痈疽疔肿：取其清热解毒的功效，对痈疽疔疮疗效确切，也可以取鲜品敷患处，效果亦佳。

皮肤病：可用于湿疹、皮肤瘙痒等症状，可配合苦参、白藓皮，可提高疗效。

咽喉肿痛：野菊花具有清热解毒、利咽止痛的功效，对于热毒上攻所致的咽喉肿痛，效果明显。

妇科疾病：对宫颈炎、慢性盆腔炎、外生殖器瘙痒等证，具有一定的效果。

防病保健：对于很多致病菌具有抑制的作用，是居家首选的药浴。

使用方法

1. 熏洗法：取野菊花 200 克，加水煎煮 30 分钟，趁热熏洗患处，一般为 30 分钟左右。

2. 直接泡浴法：取野菊花若干，加入到准备好的热水当中，使用者在含药热水中进行全身药浴，一般为 30 分钟。

3. 坐浴：每日 2 次，每次 30 分钟，可用于外阴瘙痒。

注意事项

1. 野菊花性微寒，长期服用或用量过大，可伤脾胃阳气。

2. 脾胃虚寒者不宜用。

3. 孕妇不宜用。

4. 颜色太鲜艳、太漂亮的菊花不能选，可能是硫黄熏的。

鱼腥草浴

【科属分类】三白草科。

【药材别称】岑草、臭草、折耳根、野花麦。

【主要产地】陕西、甘肃及长江流域以南各地。

【性味归经】性微寒、味苦。归肺经、膀胱、大肠经。

【功能主治】清热解毒，排脓消痈，利尿通淋。

【处方用量】鱼腥草 100 克。

适用病症

痈肿疮毒：取其清热解毒，排脓消痈功效，药浴后将鲜品捣烂外敷患处，效果极佳。

肺痈：鱼腥草是治疗肺痈咳吐脓血的要药，可与桔梗、芦根等同用，以加强清热解毒，消肿排脓作用。

淋证：鱼腥草有清热解毒、利尿通淋的功效，可治疗湿热淋证。

流行性腮腺炎：新鲜鱼腥草适量，捣烂外敷患处。

防病保健：对于一些致病菌具有抑制作用，可保护家人的健康。

皮肤病：鱼腥草浴有清热消肿、除痱止痒的功效，对于多种皮肤病均有较好的效果。

使用方法

1. 熏洗法：取鱼腥草 100 克，加水煎煮 30 分钟，趁热熏洗患处，一般为 30 分钟左右。

2. 浓汁制作方法：本方法是一次性取鱼腥草浓汁若干，每次使用时将其加入到热水中进行药浴。

3. 足浴：每日 1 次，每次 30 分钟。

4. 直接泡浴法：取鱼腥草若干，加入到准备好的热水当中，使用者在含药的热水中进行全身药浴。一般为 30 分钟。

注意事项

1. 虚寒症者忌服。

2. 阴性外疡者忌服。

3. 鱼腥草不能多食。

4. 鱼腥草不宜久煎。

清热燥湿

蚤休浴

【科属分类】百合科。

【药材别称】华重楼、七叶楼、草河车、重楼。

【主要产地】江苏、浙江、福建、江西、安徽。

【性味归经】苦、凉、有小毒。归心经、肝经。

【功能主治】清热解毒，平喘止咳，熄风定惊。

【处方用量】蚤休 60 克。

适用病症

痈疮疔毒：取其清热解毒、消肿止痛的功效，在药浴的同时，将其研成粉末，加入醋调成糊状，外敷于患处，效果极佳。

毒蛇咬伤：将蚤休鲜根捣烂，外敷于患处。蚤休是治疗毒蛇咬伤的要药，对毒蛇咬伤效果显著。

小儿胎风，手足搐搦：蚤休研末，冷水眼下，可有效缓解小儿惊风的各种症状。

跌打损伤：取其根水煎服，药渣同酒糟捣烂外敷于患处。

脱肛：蚤休适量，用醋磨汁，外涂患部。

防病保健：对于一些致病菌有抑制作用，经常使用，有益健康。

使用方法

1. 直接泡浴法：取蚤休 60 克，加入到准备好的热水当中，使用者在含药的热水中进行全身药浴，一般为 30 分钟。

2. 浓汁制作方法：制作方法参照 110 页。

3. 熏洗法：取蚤休若干，加水煎煮 30 分钟，趁热熏洗患处，一般为 30 分钟左右。

4.酊浴：取蚤休 60 克，加入白酒当中浸泡 1 周以上，适量涂抹后，再按摩跌打损伤处。

注意事项

1. 体虚者忌服。

2. 无实火热毒者忌服。

3. 阴证外疡忌服。

4. 孕妇忌服。

黄连浴

【科属分类】毛茛科。

【药材别称】王连、支连、川连、味连、鸡爪连。

【主要产地】四川、湖北、贵州、陕西。

【性味归经】苦、寒。归心、胃、肝、大肠经。

【功能主治】清热燥湿，泻火解毒。

【处方用量】黄连 100 克。

适用病症

热毒疮疡：黄连浴既能清热燥湿，又能泻火解毒，是治疗热毒疮疡的良药。可配合赤芍、牡丹皮等来提高疗效。

呕吐、泻痢：用于湿热内蕴、肠胃湿热导致的呕吐、泻痢，是治疗湿热泻痢的要药。

温病高热、口渴烦躁：黄连浴可泻火解毒，对于温病高热、心火亢盛等，具有一定的效果，可同时口服黄连汤剂。

耳目肿痛：取其清热燥湿，泻火解毒的功效，用黄连浴洗双眼。

火烫伤：黄连研末，调茶油搽之。

防病保健：对于一些致病菌有抑制作用，可保护家人健康。

使用方法

1. 熏洗法：取黄连 10 克，加水煎煮 30 分钟，趁热熏洗患处，一般为 30 分钟左右，可用于耳道流脓、疔毒。

2. 直接泡浴法：取黄连 10 克，加入到准备好的温水当中，使用者在含药的水中进行全身药浴，一般为 30 分钟。

3. 洗眼浴：用 3 层纱布过滤黄连浓汁，清洗双目，每次 10 分钟。

注意事项

1. 脾胃虚寒者忌用。

2. 阴虚津伤者慎用。

3. 五更肾泻者慎服

4. 黄连不可与菊花、芫花、白藓皮等同用。

秦皮浴

【科属分类】木樨科。

【药材别称】棒木、苦枥木、石檀、樊鸡木。

【主要产地】辽宁、吉林、河北、河南。

【性味归经】味苦、性寒。归肝、胆、大肠经。

【功能主治】清热燥湿，清肝明目，收涩止痢。

【处方用量】秦皮 60 克。

适用病症

热毒泻痢：取其清热燥湿，收涩止痢的功效，对热毒有很好的疗效，可配合白头翁、黄柏等使用，效果更佳。

赤眼及眼睛上疮：秦皮浴能既能清热燥湿，又能清肝明目，可用其清洗双眼。

妇人赤白带下，血崩不止：秦皮浴对妇科疾病效果很好，同时可配合丹皮、当归来提高疗效。

睑腺炎，大便干燥：秦皮配合大黄使用，水煎服。

男性不育：对于男子少精、精子活力不足导致的不育有一定的治疗作用。

使用方法

1. 熏洗法：取秦皮 60 克，加水煎煮 30 分钟，趁热熏洗患处，一般为 30 分钟。

2. 浓汁制作方法：可用浓汁清洗双眼。

3. 直接泡浴法：取秦皮若干，加入到准备好的热水当中，使用者在含药的热水中进行全身药浴，一般为 30 分钟。

4. 坐浴：每日 2 次，每次 30 分钟，可用于妇科疾病。

注意事项

1. 脾胃虚寒者忌用。

2. 用时，应与水曲柳的树皮区分清楚。

3. 以条长、外皮薄、光滑者为佳。

解　表

麻黄浴

【科属分类】麻黄科。

【药材别称】龙沙、狗骨、卑相、卑盐、色道麻。

【主要产地】吉林、辽宁、陕西、新疆、河南。

【性味归经】辛、微苦、温。归肺经、膀胱经。

【功能主治】发汗散寒，宣肺平喘，利水消肿。

【处方用量】麻黄60克。

适用病症

外感风寒：可治疗由风寒邪气导致的恶寒发热、头身疼痛、无汗等症。麻黄有发汗解表的功效，常与桂枝配合使用，以提高疗效。

哮喘：麻黄能宣肺发汗，平喘咳，可用于治疗各种原因引起的哮喘，其内服的平喘效果是最为显著的，辅助于药浴的治疗能起到事半功倍的效果。

水肿：取其发汗利水的作用以消水肿，常配生姜、白术等同用。

冻疮：麻黄、附子等制成酊剂，用棉签蘸药涂在患处，效果显著。

胃肠疾病：对上消化道出血、泄泻、便秘均有一定的效果。

冻伤：麻黄浴对冻疮的效果明显。

使用方法

1. 直接泡浴法：将麻黄60克，放入到水中煎煮30分钟，使用者在含药的热水中进行全身药浴，一般为30分钟。

2. 浓汁制作方法：本方法是一次性取麻黄浓汁若干，每次使用时将其加入到热水中进行药浴。

3. 熏洗法：取麻黄若干，加水煎煮约30分钟，趁热熏洗患处，一般为30分钟。

4. 坐浴：每日1次，每次30分钟。

注意事项

1. 麻黄发汗力较强，故表虚自汗及阴虚盗汗者慎用。

2. 喘咳由于肾不纳气的虚喘者均应慎用。

3. 麻黄能兴奋中枢神经，多汗、失眠患者慎用。

4. 麻黄不可与辛夷、石韦同用。

桂枝浴

【**科属分类**】樟科。

【**药材别称**】柳桂。

【**主要产地**】福建、台湾、海南、广东。

【**性味归经**】辛、甘、温。归心经、肺经、膀胱经

【**功能主治**】发汗解肌，温经通脉，散寒止痛。

【**处方用量**】桂枝 100 克。

适用病症

寒凝血滞诸痛证：桂枝有温通经脉，散寒止痛之效。对脘腹冷痛、产后腹痛、肩臂疼痛，可配合不同的药物来提高疗效。

风寒感冒：桂枝有发汗解肌，外散风寒之功。常与麻黄同用，以开宣肺气，发散风寒。

心悸：桂枝能助心阳，通血脉，止悸动。

防病保健：对流感病毒、大肠杆菌等有较强抑制作用。

水肿、小便不利：对膀胱气化不行以致水肿、小便不利者，桂枝浴有一定的疗效。

颈椎病：桂枝可配合白芍、甘草、生姜、大枣等共同使用，具有一定的疗效。

使用方法

1. 直接泡浴法：将桂枝 50 克，放入到水中煎煮 30 分钟，使用者在含药的热水中进行全身药浴，一般为 30 分钟。

2. 浓汁制作方法：本方法是一次性取桂枝浓汁若干，每次使用时将其加入到热水中进行药浴。

3. 精油制备：进行药浴的同时在局部擦精油，效果更佳。

注意事项

1. 桂枝辛温助热，易伤阴动血，凡温热病及阴虚阳盛、血热妄行者忌用。

2. 孕妇胎热忌用。

3. 产后风湿伴有多汗等情形均忌用。

4. 月经过多者慎用。

香薷浴

【科属分类】唇形科。

【药材别称】香绒、香草、石香茅、紫花香茅。

【主要产地】辽宁、河北、山东、河南、安徽。

【性味归经】味辛、甘、性温，无毒。归肺、胃、脾经。

【功能主治】发汗解表，化湿和中，利水消肿。

【处方用量】香薷 20 克。

适用病症

水肿：香薷具有化湿和中，利水消肿的作用，可用于脚气水肿者。

伤暑：由于暑天因乘凉，或生冷不节，以致头痛发热、干呕、四肢发冷等症状，香薷浴可发汗解表，化湿和中，因此是治疗伤暑证的最佳选择。

鼻血不止：香薷研末，水冲服。

小便不利：取其利水消肿的功效，患者使用香薷浴后可起到通利小便的作用。

防病保健：对于一些致病菌具有抑制作用，可保护家人健康。

心烦胁痛：用香薷捣汁服用。

使用方法

1. 直接泡浴法：将香薷 20 克，放入到水中煎煮 30 分钟，使用者在含药的热水中进行全身药浴，一般为 30 分钟。

2. 足浴：每日 1 次，每次 30 分钟。可用于脚气水肿。

3. 坐浴：每日 1 次，每次 30 分钟，可用于小便不利。

注意事项

1. 火盛气虚忌用。

2. 阴虚有热者忌用。

3. 阳暑证忌用。

4. 身体虚弱、表虚有汗忌用。

发散风热

薄荷浴

【**科属分类**】唇形科。

【**药材别称**】野薄荷、夜息香、南薄荷、升阳莱。

【**主要产地**】江西、四川、贵州、云南。

【**性味归经**】辛，凉。归肺经、肝经。

【**功能主治**】疏散风热，清利头目，利咽透疹。

【**处方用量**】薄荷 50 克。

适用病症

风热感冒，温病初起：薄荷浴为疏散风热常用之品，故可用治风热感冒或温病初起，并伴有头痛、发热、微恶风寒等症状。

麻疹不透，风疹瘙痒：薄荷有疏散风热，宣毒透疹之功，用治风热束表，麻疹不透，可配蝉蜕、荆芥等提高疗效。

头痛目赤，咽喉肿痛：取其芳香通窍，善疏散风热，清头目、利咽喉之功。配合桑叶、菊花等有一定的效果。

口气：薄荷水漱口可去掉厚腻的舌苔，且可使口气清新。

美容作用：薄荷浴可调理不洁、阻塞的肌肤，其清凉的感觉，能舒缓发痒、发炎和灼伤，对于清除黑头粉刺及油性肤质也极具效果。

使用方法

1. 直接泡浴法：将薄荷 50 克，放入到水中煎煮 30 分钟，使用者在含药的热水中进行全身药浴，一般为 30 分钟。

2. 冰水浴：薄荷水中加入冰块，可帮助退热和消除头痛，也可提神醒脑。

3. 精油制备：药浴的同时可在局部擦精油，疗效更佳。

注意事项

1. 阴虚血燥、肝阳偏亢者忌用。

2. 表虚汗多者忌用。

3. 薄荷浴能通经和退乳，所以怀孕和哺乳期间避免使用薄荷浴。

4. 对薄荷使用相当敏感的人，请勿在晚上入睡前使用，以免难以入睡。

菊花浴

【科属分类】菊科。

【药材别称】寿客、金英、黄华、秋菊、陶菊。

【主要产地】安徽、河北、四川、浙江。

【性味归经】辛、甘、苦、寒。归肝经、肺经。

【功能主治】散风清热，平肝明目。

【处方用量】菊花 200 克。

适用病症

风热感冒：对于由于感受风热之邪所导致的发热、头痛、咽喉疼痛、口渴等症状，配合菊花浴效果更好。

热毒疮疡：菊花清热解毒之功甚佳，为外科要药，用于热毒疮疡、红肿热痛之症，特别对于疔疮肿毒尤有良好疗效。

眼部疾病：取其平肝明目之功，可将菊花煎煮后清洗双眼，具有一定的疗效。

防病保健：菊花浴具有抑菌作用，经常使用可起到抗感染之效。

膝风疼痛：可以菊花、陈艾叶作护膝，有一定的作用。

使用方法

1. 直接泡浴法：将菊花 200 克，放入到水中煎煮 30 分钟，使用者在含药的热水中进行全身药浴，一般为 30 分钟。泡浴过程中可看到菊花亮黄的汤色，淡淡的菊花香。

2. 精油制备：药浴的同时可在局部擦菊花精油，让人神清气爽，享受泡浴，这样疗效也会更佳。菊花精油按水蒸气蒸馏法制备即可。

注意事项

1. 煎煮时间不宜过久。

2. 药浴同时，可配合菊花茶。

3. 菊花品类很多，日常使用可不必强求菊花的品种。

4. 颜色太鲜艳或者发暗、发霉的菊花不要使用。

5. 可将没炮制过的菊花直接放入水中，进行药浴。

清热泻火

芦根浴

【科属分类】禾本科。

【药材别称】苇根、芦头、芦柴根、芦菇根、顺江龙。

【主要产地】全国各地均有。

【性味归经】味甘、性寒。归肺经、胃经。

【功能主治】清热生津，除烦，止呕，利尿。

【处方用量】芦根40克。

适用病症

热淋涩痛：芦根浴有清热利尿的功效，可用治热淋涩痛，小便短赤，效果较好。

肺热咳嗽、肺痈吐脓：芦根清泄肺热，兼能利尿，可导热毒从小便出，故可治肺热咳嗽痰稠，及肺痈咳吐脓血有一定的效果。

小儿麻疹初期疹出不畅：在内服药物的同时，使用芦根配合芫荽，水煎浓液擦身，有助于麻疹的透达。

咽喉肿痛：鲜芦苇根，捣绞汁，调蜜服。

解河豚中毒。

牙龈出血：芦根水煎，代茶饮。

使用方法

1.熏洗法：取芦根40克，加水煎煮约30分钟，趁热熏洗患处，一般为30分钟。

2.直接泡浴法：将芦根若干，放入到水中煎煮30分钟，使用者在含药的热水中进行全身药浴，一般为30分钟。

3. 坐浴：每日 1 次，每次 30 分钟。

注意事项

1. 脾胃虚寒者忌服。

2. 鲜品药材一般情况下药量加倍。

3. 干芦根呈扁圆柱形，节较硬，节间有纵皱纹，且断面中空，购买时请辨别。

垂盆草浴

【科属分类】景天科。

【药材别称】狗牙半支、石指甲、半支莲、养鸡草。

【主要产地】全国各地均产。

【性味归经】性凉、味甘、凉。归肝、胆、小肠经。

【功能主治】清利湿热，清热解毒。

【处方用量】垂盆草 100 克。

适用病症

黄疸：垂盆草能利湿退黄，对湿热瘀结所致的身热烦渴，腹胀厌食，小便热痛等症具有很好的疗效。常与虎杖、茵陈等同用以提高疗效。

痈肿疮疡：垂盆草有清热解毒及消痈散肿之功效，取垂盆草捣烂外敷患处，或配野菊花、紫花地丁、半边莲等药用。

烫伤，烧伤：可用鲜品捣汁外涂。

肺癌：垂盆草、白英各适量，水煎服。

防病保健：对葡萄球菌、链球菌、大肠杆菌、痢疾杆菌等有一定抑制作用。

使用方法

1. 熏洗法：取垂盆草 100 克，加水煎煮 30 分钟，趁热熏洗患处，一般为 30 分钟。

2. 直接泡浴法：将垂盆草若干，放入到水中煎煮 30 分钟，使用者在含药的热水中进行全身药浴，一般为 30 分钟。

注意事项

1. 脾虚腹泻者慎服。

2. 烫伤、烧伤用的药浴一定要用冷药浴。

3. 垂盆草干燥品以稍卷缩，根细短，茎纤细，棕绿色，质地较韧或脆，断面中心淡黄色者为佳。

利水渗湿

土茯苓浴

【科属分类】百合科。

【药材别称】禹余粮、刺猪苓、过山龙、山地栗。

【主要产地】安徽、浙江、江西、福建、湖南。

【性味归经】味甘、淡、性平。归肝经、胃经、脾经。

【功能主治】解毒，除湿，通利关节。

【处方用量】土茯苓 60 克。

适用病症

梅毒：土茯苓为主，配合银花、甘草，或配合苍耳子、白藓皮、甘草，煎服。且配合土茯苓的药浴，有确切的疗效。

急慢性肾炎：土茯苓适量水煎，退肿作用较好，服后小便增加。

妇科疾病：土茯苓浴具有解毒、除湿的功效，对于湿热导致的淋病、慢性盆腔炎等有一定的效果。

肢体拘挛：取其解毒、除湿、利关节的功效，对于梅毒及汞中毒所导致的肢体拘挛效果颇佳。

颈淋巴结核：用鲜品适量，水煎服。

防病保健：对于一些致病菌具有不同的抑制作用，可保护家人的健康。

使用方法

①坐浴：每日 1 次，每次 30 分钟，可用于妇科疾病。

②熏洗法：取土茯苓 60 克，加水煎煮 30 分钟，趁热熏洗患处，一般为 30 分钟。

③足浴：每日 1 次，每次 30 分钟。

④浓汁制作方法：浓汁制作法是一次性取土茯苓浓汁，待用时将其加入热水中使用。

注意事项

1. 肝肾阴虚者慎用。

2. 服土茯苓时忌茶。

3. 土茯苓和茯苓不是同一种药物。茯苓是健脾利湿药，常常配伍在益气健脾的药方中，增强健脾利湿的作用，单方制剂没有很好的疗效。

泽泻浴

【科属分类】泽泻科。

【药材别称】水泻、水泽、建泽泻、芒芋、泽芝。

【主要产地】福建、广东、广西、四川。

【性味归经】味甘、淡，性寒。归肾经、膀胱经。

【功能主治】利水渗湿，泄热通淋。

【处方用量】泽泻 10 克。

适用病症

小便不利：泽泻具有利水渗湿，泄热通淋的功效，对于小便短且少具有一定的疗效，可配合猪苓、车前子等提高疗效。

水肿：对于常见的全身水肿（尤其腰以下更为明显）、脘腹胀满等症状有较好的疗效。

湿热黄疸，面目身黄：茵陈、泽泻、滑石适量，水煎服。

痰饮内停，头目晕眩，呕吐痰涎：取其利水渗湿、泄热通淋的功效，可配合白术、荷叶蒂等使用。

防病保健：对于致病微生物如金黄色葡萄球菌、结核杆菌等都有抑制作用。

使用方法

1. 直接泡浴法：将泽泻10克，放入到水中煎煮30分钟，使用者在含药的热水中进行全身药浴，一般为30分钟。

2. 精油制备：药浴的同时可在局部擦泽泻的精油，疗效更佳。

注意事项

1. 肾虚精滑无湿热者忌服。

2. 大量用泽泻时可能会有目昏眼花、视物不清的症状，属正常现象。

3. 泽泻不可与海蛤、文蛤一起使用。

木通浴

【科属分类】木通科。

【药材别称】附支、丁翁、丁父、葛藤、王翁、万年。

【主要产地】四川、湖北、湖南、广西。

【性味归经】味苦、性寒。归心经、小肠经、膀胱经。

【功能主治】利尿通淋，清心除烦，通经下乳。

【处方用量】木通 60 克。

适用病症

热淋涩痛，水肿：木通能利水消肿，下利湿热，治疗膀胱湿热，小便短赤，淋漓涩痛，常与车前子、滑石等配用；用于水肿，则配以猪苓、桑白皮等同用，有一定的效果。

经闭乳少：取其通经下乳的功效，用治血瘀经闭，配红花、桃仁等同用；乳汁短少或不通，可与王不留行、穿山甲等同用，可提高疗效。

口舌生疮，心烦尿赤：木通能上清心经之火，下泄小肠之热。常治心火上炎，口舌生疮，或心火下移下肠而致的心烦尿赤等症，具有较好的效果。

尿血：木通、牛膝等适量，水煎服。

湿热痹痛。

使用方法

乳房按摩法：将木通 60 克，放入热水中煎煮 30 分钟，用热毛巾热敷乳房，再用力按摩乳房，每次 20 分钟。

直接泡浴法：将木通若干，放入到水中煎煮 30 分钟，使用者在含药的热水中进行全身药浴，一般为 30 分钟。

精油制备：药浴的同时可在局部擦精油，疗效更佳。

注意事项

1. 木通有毒，须慎用。

2. 关木通属马兜铃科，其所含马兜铃酸经研究证明可能引起人体肾脏损害，故请注意用量。

3. 精滑及阳虚气弱，内无湿热者忌用。

温　里

附子浴

【科属分类】毛茛科。

【药材别称】三建、天雄。

【主要产地】四川、陕西、河北、江苏、浙江。

【性味归经】辛、甘、大热、有毒。归心、肾、脾经。

【功能主治】回阳救逆，补火助阳，散寒止痛。

【处方用量】附子 50 克。

适用病症

风寒湿痹：附子浴具有补火助阳，散寒止痛的功效，对于风寒湿邪导致的关节酸痛或部分肌肉酸重麻木等症状，有确切的效果。

疔疮肿痛：用醋和附子末涂患处，药干再涂。

牙痛：用附子、枯矾适量，共研为末，擦牙。

月经不调：用熟附子、当归适量，水煎服。

手足冻裂：取附子适量，研为末，以水、面调敷，有一定效果。

阳痿宫冷：附子有补火助阳的功效，对于头晕神倦、腰膝酸软、睡眠不安、大便溏泄等症状，有很好的治疗效果。

使用方法

1. 熏洗法：取附子 50 克，加水煎煮约 30 分钟，趁热熏洗患处，一般为 30 分钟。

2. 直接泡浴法：将附子若干，放入到水中煎煮 30 分钟，使用者在含药的热水中进行全身药浴，一般为 30 分钟。

3. 坐浴：每日 1 次，每次 30 分钟，可用于阳痿、宫冷。

4. 足浴：每日 1 次，每次 30 分钟。

注意事项

1. 附子辛热燥烈，凡阴虚阳亢及孕妇忌用。

2. 不可与半夏、瓜蒌、贝母、白蔹、白及同用。

3. 附子有毒，内服须经炮制。若内服过量，或炮制、煎煮方法不当，可引起中毒。

4. 中毒症状如舌尖麻木、肢体麻木，有蚁走感，头晕、视力模糊，恶心，呕吐等，严重者可危及生命，见到这些症状时应及时抢救。

姜浴

【科属分类】姜科。

【药材别称】干姜：均姜、白姜。生姜：姜皮、姜根。

【主要产地】四川、贵州、湖北、广东、广西。

【性味归经】干姜：味辛、性热、归脾胃、肾、心肺经。

【功能主治】干姜：温中逐寒，回阳通脉。

【处方用量】姜 80 克。

适用病症

感冒轻症：生姜可解表，有发散风寒功效，多用治感冒轻症，加红糖趁热服用，往往能得汗而解。

空调病：生姜具有发汗解表、温胃止呕、解毒三大功效。对于"空调病"表现的腹痛、吐泻、伤风感冒、腰肩疼痛等症状有很好的效果。

冻伤：泡姜浴具有促进血液循环，从而使全身发热，治疗冻伤引起的寒冷红斑、水肿、皮肤麻痹和短暂的疼痛症状。

抑菌作用：姜浴可有效地起到预防疾病作用，保护健康。

改善情志：经常使用姜浴能够使人心情愉快，提高记忆力，激励人心。

使用方法

①直接泡浴法：将姜80克，放入到水中煎煮30分钟，使用者在含药的热水中进行全身药浴，一般为30分钟。

②浓汁制作方法：浓汁制作法是一次性取生姜浓汁，待用时再加入到热水中。

③精油制备：药浴的同时可在局部擦精油，疗效更佳。

④坐浴：每日1次，每次30分钟。

注意事项

1. 阴虚内热及邪热亢盛者忌用。

2. 痈肿疮疖、肺炎、肺脓肿、肺结核、胃溃疡患者忌用。

3. 民间有用姜水浴驱头风的习俗，有头风患者可以试试。

小茴香浴

【科属分类】伞形科。

【药材别称】怀香、香丝菜、茴香、谷茴香、香子。

【主要产地】我国各地均产。

【性味归经】味辛、性温。归肾经、膀胱经、胃经。

【功能主治】开胃进食，理气散寒。

【处方用量】小茴香100克。

适用病症

胃脘部胀痛：小茴香具有开胃进食、理气散寒的功效，对于胃脘部胀痛或脘腹部胀痛，嗳气或放屁后略为减轻的症状具有一定的效果。

痛经：小茴香能够理气散寒，坚持使用能够有效地缓解小腹冷痛、面色苍白无光泽等症状。

寒疝睾丸偏坠疼痛：对于寒邪侵入厥阴经所致的阴囊肿大、小腹冷痛，喜温，睾丸胀痛，使用小茴香浴可以起到有效的治疗作用。

　　美容作用：小茴香浴可以排出皮肤中的污物，对于晦暗和皱纹多的皮肤有一定的美容作用，是美容的理想选择。

　　脚臭：小茴香浴可以有效去除脚臭味，对于脚臭有一定的治疗效果。

使用方法

　　①直接泡浴法：将小茴香 100 克，放入到水中煎煮 30 分钟，使用者在含药的热水中进行全身药浴，一般为 30 分钟。

　　③坐浴：每日 1 次，每次 30 分钟，可用于男性阳痿早泄。

　　④足浴：每日 1 次，每次 30 分钟。

注意事项

1. 阴虚火旺者禁用。

2. 孕妇、癫痫患者禁用。

3. 个别人使用小茴香精油可能会过敏，不可过度使用。

4. 肺、胃有热及热毒盛者禁用。

理　气

枳实浴

　　【科属分类】芸香科。

　　【药材别称】鹅眼枳实。

　　【主要产地】四川、江西、福建、江苏。

　　【性味归经】味苦、辛、性寒。归脾、胃、肝、心经。

　　【功能主治】破气除痞，化痰消积。

　　【处方用量】枳实 100 克。

适用病症

气滞胸胁疼痛：枳实浴善破气行滞而止痛，治疗气血阻滞之胸胁疼痛，可与川芎配伍。

产后腹痛：取其行气以助活血而止痛，对于产后与瘀滞腹痛、烦躁等症状具有一定的效果。

湿热泻痢、胃肠积滞：枳实浴既能善破气除痞，又能消积导滞。适用于饮食积滞、脘腹痞满胀痛等症状，以及湿热泻痢、里急后重。

美容作用：枳实浴可以有效地改善皮肤干燥、减少皱纹，同时对色素沉着也有效。

调节情志：枳实浴可缓解紧张和压力，同时也可用来醒脑。

使用方法

1. 直接泡浴法：将枳实 100 克，放入到水中煎煮 30 分钟，使用者在含药的热水中进行全身药浴，一般为 30 分钟。

2. 精油制备：药浴的同时可在局部擦精油，疗效更佳。

注意事项

1. 脾胃虚弱及孕妇慎服枳实。

2. 虚而久病，不可误服。

3. 枳实与枳壳皆为果实，枳实力强，枳壳力缓。破气除痞、消积导滞多用枳实，理气宽中、消胀除满多用枳壳。

荔枝核浴

【科属分类】无患子科。

【药材别称】丹荔、丽枝、大荔核、荔仁。

【主要产地】广东、广西、福建、台湾。

【性味归经】性温、味甘、微苦。归肝经、肾经。

【**功能主治**】行气散结，祛寒止痛。

【**处方用量**】荔枝核 100 克。

适用病症

疝气痛，睾丸肿痛：取其疏肝理气、行气散结、散寒止痛之功。对于寒凝气滞之疝气痛、睾丸肿痛，可与小茴香、青皮等同用，有一定的效果。

胃脘久痛：荔枝核浴有疏肝和胃、理气止痛作用。对于肝气郁结、肝胃不和之胃脘久痛，有较好的效果。

痛经，产后腹痛：荔枝核浴对肝郁气滞血瘀之痛经及产后腹痛，效果颇佳。

肋间神经痛：荔枝核烧炭存性捣碎，加广木香适量，水煎服。

癣：荔枝核研末，调醋搽患处。

使用方法

1. 直接泡浴法：将荔枝核 100 克，放入到水中煎煮 30 分钟，使用者在含药的热水中进行全身药浴，一般为 30 分钟。

2. 坐浴：每日 1 次，每次 30 分钟，对于男性睾丸肿痛，用冷水浴。

3. 热敷法：用毛巾蘸取荔枝核煎剂，热敷患处。可用于痛经、产后腹痛。

注意事项

1. 无寒湿滞气者勿用。

2. 口服荔枝核汤剂可治疗疝气。

3. 荔枝核以表面棕红色或紫棕色，平滑，有光泽，略有凹陷及细波纹者为佳。

活血化瘀

乳香浴、没药浴

【**科属分类**】橄榄科。

【**药材别称**】乳香：熏陆香、马尾香、乳头香。没药：末药、明没药。

【**主要产地**】均产于索马里、埃塞俄比亚。

【**性味归经**】味辛、苦、性温。归肝经、心经、脾经。

【**功能主治**】活血行气，消肿止痛，生肌。

【**处方用量**】乳香与没药各40克。

适用病症

跌打损伤：取其活血行气，消肿止痛的功效，乳香浴对外伤所导致的跌打损伤具有很好的效果。

痈疮肿毒：乳香浴既能活血化瘀，又能消肿生肌，对于疮疡初起、红肿热痛等症状均有确切的疗效。

美容作用：乳香浴和没药浴对于皮肤老化、干燥、敏感及因皮肤干燥导致的发炎、蜕皮等症，效果颇佳

妇科疾病：乳香浴与没药浴均有活血行气的功效，对于血瘀所致之心腹疼痛、痛经、产后瘀阻腹痛均有一定的疗效。

生殖泌尿系统疾病：对于膀胱炎、各种尿道、阴道感染等疾病，乳香浴与没药浴可以有效缓解。

使用方法

1.熏洗法：取乳香与没药各40克，加水煎煮30分钟，趁热熏洗患处，一般为30分钟。

2.直接泡浴法：将乳香与没药若干，放入到水中煎煮30分钟，使

用者在含药的热水中进行全身药浴，一般为 30 分钟。

3. 坐浴：每日 1 次，每次 30 分钟，可用于妇科疾病。

4. 足浴：每日 1 次，每次 30 分钟。

注意事项

1. 孕妇忌用乳香与没药。

2. 脾胃虚弱、虚证无瘀者慎用没药。

3. 痈疽脓已溃破者不宜使用乳香。

红花浴

【科属分类】菊科。

【药材别称】草红、刺红花、杜红花、金红花。

【主要产地】河南、浙江、四川、江苏。

【性味归经】味辛、性温。归心经、肝经。

【功能主治】活血通经，祛瘀止痛。

【处方用量】红花 100 克。

适用病症

跌打损伤，瘀滞肿痛：红花善能通利血脉，消肿止痛，为治跌打损伤，瘀滞肿痛之要药，对于暴力击打、意外碰撞等有很好的效果，常配木香、苏木等药用。

瘀滞斑疹色暗：红花浴可活血通脉以化滞消斑，可用于瘀热瘀滞之斑疹色暗，常配伍清热凉血透疹的紫草、大青叶等用，效果颇佳。

妇科疾病：取其辛散温通，为活血祛瘀、通经止痛之要药，是妇产科血瘀病症的常用药，对于血滞经闭、痛经、产后瘀滞腹痛等证有很好的效果。

使用方法

1. 直接泡浴法：将红花 100 克，放入到水中煎煮 30 分钟，使用者在含药的热水中进行全身药浴，一般为 30 分钟。

2. 足浴：每日 1 次，每次 30 分钟。

3. 酊剂：取适量的红花，放入到白酒中，1 个星期后可擦洗瘀滞肿痛处，每日不少于 2 次，每次 30 分钟。

注意事项

1. 孕妇慎用。

2. 月经过多者忌用。

3. 有溃疡病与出血性疾病者不宜多用。

4. 以花片长、色鲜红、质柔软者为佳。

益母草浴

【科属分类】唇形科。

【药材别称】益母蒿、益母艾、红花艾、坤草。

【主要产地】内蒙古、河北、山西、陕西、甘肃。

【性味归经】味辛、苦。归心经、肝经、膀胱经。

【功能主治】活血，祛瘀，调经，消水。

【处方用量】益母草 20 克。

适用病症

痈肿疮疡：益母草浴具有清热解毒的功效，可治疗疮痈肿毒、皮肤痒疹，具有一定的效果，同时可取其鲜品捣烂敷于患处，效果更好。

妇科疾病：益母草浴具有活血、祛瘀、调经的功效，对于月经不调，胎漏难产，胞衣不下，产后血晕，瘀血腹痛，崩中漏下等，具有很好的效果。

水肿、小便不利：取其活血、祛瘀、消水的功效，对于水肿、小便不利有一定的效果，可配白茅根、泽兰等使用。

抑病保健：对于红色表皮癣菌、星形奴卡菌等皮肤致病性真菌，均有不同程度的抑制作用，可起到防病保健的作用。

使用方法

1. 直接泡浴法：将益母草 20 克，放入到水中煎煮 30 分钟，使用者在含药的热水中进行全身药浴，一般为 30 分钟。

2. 足浴：每日 1 次，每次 30 分钟。

3. 熏洗法：取益母草若干，加水煎煮 30 分钟，趁热熏洗患处，一般为 30 分钟。

【注意事项】

1. 孕妇禁用。

2. 阴虚血少者忌用。

3. 干益母草茎表面灰绿色或黄绿色，体轻，质韧为佳。

止 血

大蓟浴、小蓟浴

【科属分类】菊科。

【药材别称】大蓟：马蓟、虎蓟、刺蓟、山牛蒡。小蓟：小刺盖、刺菜、猫蓟、青刺蓟。

【主要产地】我国大部分地方均产。

【性味归经】味甘、苦、性凉。归心经、肝经。

【功能主治】凉血止血，祛瘀消肿，解毒。

【处方用量】大蓟 50 克；小蓟 50 克。

适用病症

痈疮热毒：大蓟浴与小蓟浴具有解毒、祛瘀、消肿的功效，对于各种热毒引起的疮疡、肿毒都有很好的效果，同时把大蓟、小蓟的鲜品捣烂外敷于患处，效果更佳。

妇科疾病：大蓟浴与小蓟浴具有解毒消肿、凉血止血的功效，对于妇女血崩、经漏等具有一定的疗效。

出血证：对于血热所致的鼻出血、咯血、吐血、便血、尿血等，大蓟浴与小蓟浴都有效。

传染性肝炎：大蓟浴和小蓟浴均清热解毒，对于恢复肝功能具有一定的效果。

预防结核病：大蓟浴与小蓟浴对结核杆菌有一定的抑制作用。

使用方法

①熏洗法：取大蓟 50 克，小蓟 50 克，加水煎煮 30 分钟，趁热熏洗患处，一般为 30 分钟。

②直接泡浴法：将大蓟、小蓟若干，放入到水中煎煮 30 分钟，使用者在含药的热水中进行全身药浴，一般为 30 分钟。

③足浴：每日 1 次，每次 30 分钟。

④坐浴：每日 1 次，每次 30 分钟，可用于妇科疾病。

注意事项

1. 脾胃虚寒而无瘀滞者忌用大蓟与小蓟。

2. 大蓟与小蓟炒成炭后，敷于伤口可止血。

3. 大蓟散瘀消肿力佳，小蓟则擅治血淋、尿血诸证。两者宜相区别，不应混用。

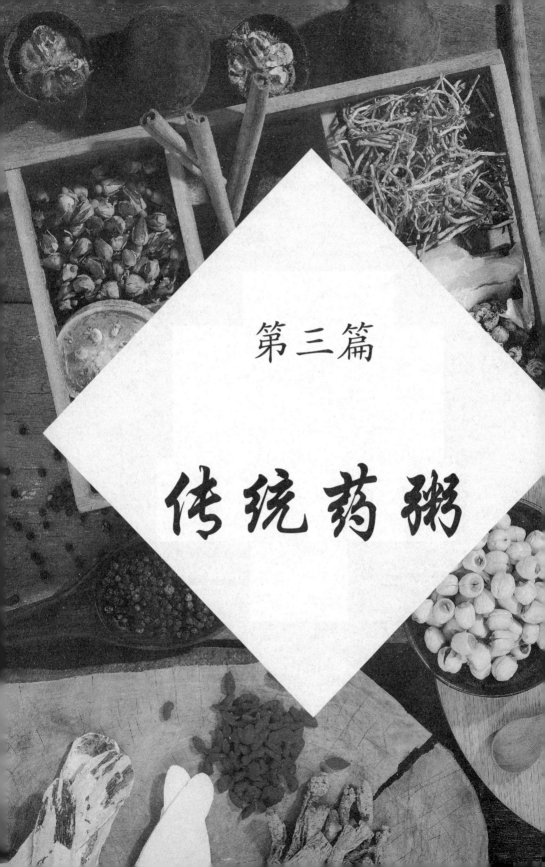

第三篇

传统药粥

第一章
老祖宗留下的灵丹妙药

药粥的基础知识

1. 药粥的起源

　　所谓药粥，即以药入粥中，食用治疗病症。《史记·扁鹊仓公列传》中有对药粥最早的记载："臣意即以火齐粥且饮，六日气下；即令更服丸药，出入六日，病已。"我国最早记载的食用药粥方，是来自于长沙马王堆汉墓出土的十四种医学方技书中。书中记载有服食青粱米粥治疗蛇咬伤，用加热石块煮米汁内服治疗肛门痒痛等方。

2. 药粥的发展演变

　　我国对药粥疗法记载的书籍可以追溯到春秋战国时期。汉代医圣张仲景善用米与药同煮作为药方，开创了使用药粥之先河，在其著作《伤寒杂病论》中有记载。唐代药王孙思邈收集了众多民间药粥方，编著在其《千金方》和《千金翼方》两部书中。到了宋代药粥有了更大的发展。如官方编撰的《太平圣惠方》中收集了药粥方共129个。《圣济总录》是宋代医学巨著之一，收集药粥方113个，并且还对药粥的类别进行了详细的介绍。宋朝陈直的《养老奉亲书》一书，开创了老年医学的先河。元朝宫廷饮膳太医忽思慧编著的《饮膳正要》一书，记载了众多保健防治药粥方。"脾胃论"创始人李东垣在他的《食物本草》卷五中，专门介绍了 28 个最常用的药粥方。明代大药学家李时珍的《本草纲目》一书，记载药粥方 62 个。周王朱橚等编撰的《普济方》是明初以前记载药粥最多的一本书。明初开国元勋刘伯温的《多能鄙事》，万历进士王象晋《二如亭群芳谱》均记载了不同种类的药粥方。药粥治病在明朝已得到了普遍发展。清代，药粥疗法又得到了进一步发展。费伯雄在其《食鉴本草》书中按风、寒、暑、湿、燥、火、气、血、阴、阳、痰等项将其进行分类。直至近代，药粥疗法虽未能广泛应用于临床，但随着药膳制作的不断提高和发展，人们对药粥的益处也有了更加广泛深入的了解。药粥作为目前最佳的治疗保健的方法，正在为人类的健康发挥着巨大的作用。

常喝药粥保健的好处

粥，俗称稀饭，是人们日常生活中再熟悉不过的食品之一。药粥，就是中药和米共同煮成的粥。各种药粥均以粮食为主要成分，粮食是人类饮食的主要成分，为人体提供维持生命和进行生理活动的营养物质。古人之所以对粥如此偏爱是因为粥可以治病养生。自古以来一直推崇药食同源，食物也是药物，药物也可直接食用，寓治疗于饮食之中，即食亦养，养亦治，这是中医学的一大特点。药粥疗法在我国有悠久的历史，早在数千年前的《周书》中就有"黄帝煮谷为粥"的记载。

药粥之所以能起到养生和医疗作用，是因为粥一般以五谷杂粮为原料，净水熬制而成，谷类含有人体必需的蛋白质、脂肪、糖类和多种维生素及矿物盐等营养物质，经慢火熬制之后，质地糜烂稀软，甘淡适口，容易消化吸收。在粥中加入一些药物称药粥，则治疗作用更强，效果更明显。

药粥的作用大致有以下几点：

1. 增强体质，预防疾病

药粥是在中医药理论基础上发展的以中医学的阴阳五行、脏腑经络、辨证施治的理论为基础，按照中医处方的原则和药物、食物的性能进行选配而组合成方的。俗话说："脾胃不和，百病由生。"脾胃功能的强盛与否与人体的健康状况密切相关。药粥中的主要成分粳米、糯米、粟米等，本来就是上好的健脾益胃佳品。再与黄芪、人参、枸杞子、山药、桂圆、芝麻、核桃等共同熬成粥，其增强体质的效果可想而知。药粥通过调理脾胃，改善人体消化功能，对于增强体质、扶助正气具有重要作用。以药粥预防疾病，民间早有实践。比如，胡萝卜粥可以预防高血压，薏苡仁粥可以预防癌症、泄泻。

2. 养生保健，益寿延年

药粥是药物疗法、食物疗法与营养疗法相结合的疗法，能收到药物与米谷的双重效应。关于药粥的养生保健作用，宋代著名诗人陆游曾作诗曰："世人个个学长年，不悟长年在目前。我得宛丘平易法，只将食粥致神仙。"的确，很多中药都有延年益寿、延缓衰老的功效，如人参、枸杞子、核桃仁等。熬成药粥，经常服用，可以抗衰老，延天年。

3. 辅助治疗

一般情况下，药粥被作为病后调养的辅助治疗方法。如在急性黄疸性肝炎的治疗过程中，可以配合使用茵陈粥；在急性尿路感染的治疗过程中，可以配合使用车前子粥；在神经衰弱的治疗过程中，可以配合使用酸枣仁粥等。

药粥适合身体虚弱、需要补养的大病初愈患者或产后妇女。慢性久病患者，由于抗病能力低下，往往不能快速的痊愈，长期采用中西药物治疗，不仅服用麻烦，而且有些药物还有不良反应。根据病情的不同加入不同的中药熬粥使用，既能健脾胃，又能治疗疾病。

如何制作药粥及禁忌

药粥疗法的历史悠久，影响极广，是我国饮食疗法百花园中一朵普通而又独特的奇葩。药粥的制作历来都很有讲究。如原材料、水、火候、容器、药物、煮粥方法的选择等。

1. 选料

各种食物的合理搭配对人体健康有着十分重要的意义，"五谷为养，五果为助，五畜为益，五菜为充"，药粥的基本原料一般都选用粮食作为主料，供煮粥的食物主要是米谷类：粳米、糯米、粟米、小麦、大麦、荞麦、玉米。还有豆类，如黄豆、黑豆、绿豆、蚕豆等，肉类有羊肉、羊肾、雀肉、鲤鱼、虾等。这些食物都有不同的属性和作用，同米配伍的药物，则根据不同的对象和症情，辨证选用。因此，应辨证、辨病地进行食物的选用，同时注意食物与药物之间的配伍禁忌。

2. 择水

水要以富含矿物质的泉水为佳，但总的来说是越纯洁甘美就越好。煮制药粥时应掌握好用水。如果加水太多，则会延长煎煮的时间，使一些不易久煎的药物失效。如果煎汁太多，病人也难以按要求全部喝完。加水太少，则药物有效的成分不易煎出，粥米也不容易煮烂。用水的多少应根据药物的种类和米谷的多少来确定。

3. 掌握好火候

一般情况下，先用旺火将水烧开，然后下米，再用文火煲透，整个过程要一气呵成，中途不可间断或加水等。现在煮粥的方式越来越多，家庭中高压锅、电饭煲甚至微波炉都能承担煮粥任务；煮粥的方法有煮和闷。煮就是先用旺火煮至滚开，再改用小火将粥汤慢慢煮至稠浓。闷法是指用旺火加热粥至滚沸后，倒入有盖的木桶内，盖紧桶盖，闷约2小时。

4. 容器的选择

能够供煮粥的容器很多，如砂锅、搪瓷锅、铁锅、铝制锅等。中医的传统习惯是选用砂锅，因为砂锅煎熬可以使药粥中的中药成分充分熬制出，避免因用金属锅煎熬引起一些不良化学反应。所以，用砂锅煎煮最为合适，如无砂锅也可用搪瓷容器代替。新用的砂锅要用米汤水浸煮后再使用，防止煮药粥时有外渗现象，刚煮好后的热粥锅，不能放置冰冷处，以免砂锅破裂。

5. 选择药物

药粥中所施的中药，应按中医的传统要求，进行合理的加工制作，同时还要注意药物与药物之间，药物与食物之间的配伍禁忌，使它们之间的作用相互补充，协调一致，不至于出现差错而影响药效。药物的配伍禁忌一般参照"十八反，十九畏"，另还应特别注意有些剧毒药物不宜供内服食用。

6. 煮粥的方法

煮药粥用的药一般多为植物，根据药物的特性可分为以下几种方法：

（1）药物与米直接一起煮。即将药物直接和米谷同煮，凡既是食物，又是药物的中药，如红枣、山药、绿豆、扁豆、核桃仁、薏苡仁、羊肉、鲤鱼、鸭肉等。

（2）药末和米同煮。为了方便烹制和食用，先将药物研为细末，再和米同煮。如茯苓、贝母、山药、芡实、人参等研为细末。

（3）原汁入煮法。以食物原汁如牛奶、鸡汁、酸奶与米同煮，或等粥将熟时加入。

（4）药汁代水熬粥法。先将所选中药煎后去渣，再以药液与米谷一起熬粥，这种方法较常用。如安神宁心的酸枣仁粥，补肝肾、益精血的何首乌粥。

（5）中药煎取浓汁后去渣，再与米谷同煮粥食。如黄芪粥、麦门冬粥、菟丝子粥等。

喝药粥的禁忌

（1）早餐不宜空腹喝粥

早餐最好不要空腹喝粥。特别是老年人，更应该避免在早餐空腹食用。早晨吃早餐时最好先吃一片面包或其他主食，然后再喝粥。

（2）粥不宜天天喝

粥毕竟以水为主，"干货"极少，在胃容量相同的情况下，同体积的粥在营养上与馒头、米饭还是有一些距离的。尤其是那种白粥，营养远远无法达到人体的需求量。所以在饮用白粥时，最好加入一些菜或者肉，这样以求营养均衡。

（3）喝粥的同时也应吃点干饭

天气炎热，人往往食欲不佳，一些肠胃不好的人则会选择喝粥作为主食。其实光喝粥并不一定利于消化，应该再吃点干饭。吃干饭的同时注意细嚼慢咽，让食物与唾液充分混合。唾液是很利于帮助人体的消化的。

（4）老年人不宜长期喝粥

老年人若长期喝粥会导致营养缺乏。长期喝粥还会影响唾液的分泌，不利于保护自身的胃黏膜。此外喝粥缺少咀嚼，会加速器官退化。粥类中纤维含量较低，不利于老年人排便。

（5）婴儿不宜长期喝粥

粥的体积较大，营养密度却很低。以粥作为主要的固体食物喂给婴儿，会引起婴儿的营养物质缺乏，导致生长发育迟缓。

（6）八宝粥更适合成年人喝

八宝粥中各类坚果及营养物质，不利于儿童消化。相反对于成人身体的需求量的供应却是极佳的。因此八宝粥是成人日常的保健饮品。

（7）胃病患者不宜天天喝粥

稀粥没有咀嚼就吞下，得不到唾液中淀粉酶的初步消化，同时稀粥含水分较多，进入胃内稀释了胃液，从消化的角度讲是不利的。稀粥容量大，热量少，加重胃部负担。因此胃病患者是不需要天天喝粥的。

（8）夏季不宜喝冰粥

冰粥进过冰镇，和其他冷食一样。有可能促进胃肠血管的收缩，影响消化。因此在夏季还是尽量饮用温粥更加适宜。

第二章
常见病对症药粥

感 冒

芋头香菇粥

【选取原料】芋头 35 克，猪肉、香菇、虾米、盐、鸡精、芹菜、米各适量。

制作方法

1. 香菇用清水洗净泥沙，切片。猪肉洗净，切末。芋头洗净，去皮，切小块。虾米用水稍泡洗净，捞出。大米淘净，泡好。

2. 锅中注水，放入大米烧开，改中火，下入其余备好的原材料。

3. 将粥熬好，加盐、鸡精调味，撒入芹菜粒即可。

【性味归经】芋头性平，味甘、辛；归肠、胃经。

【适用疗效】用于风寒感冒。

【用法用量】温热服用，早晚各 1 次。

【食用禁忌】不宜久服用。

【秘方来源】经验方。

功能效用

芋头有益胃宽肠、散结和调节中气、化痰的功效；香菇可益气补虚，健脾和胃，降低血脂，改善食欲；虾米具有补肾壮阳、理气开胃之功效。此粥能治疗风寒引起的感冒等症。

山药扁豆粥

【**选取原料**】鲜山药 30 克，白扁豆 15 克，粳米 30 克。

制作方法

1. 粳米、扁豆和水共煮至八成熟。
2. 山药捣成泥状加入煮成稀粥。
3. 调入适量白糖。

【**性味归经**】山药性平，味甘；归脾、肺、肾经。

【**适用疗效**】可用于风寒引起的感冒。

【**用法用量**】温热服用，每日 2 次。

【**食用禁忌**】扁豆若没有煮熟透，会发生中毒。

【**秘方来源**】《中国益寿食谱》。

功能效用

山药有促进白细胞吞噬的功效。扁豆有刺激骨髓造血、提升白细胞数的功效。几物合熬为粥，有增强人体免疫力和补益脾胃的功效，适宜风寒引起的感冒患者服用。

小白菜萝卜粥

【**选取原料**】小白菜 30 克，胡萝卜、大米、盐、味精、香油各适量。

制作方法

1. 小白菜洗净，切丝。胡萝卜洗净，切小块。大米泡发洗净。

2. 锅置火上，注水后，放入大米，用大火煮至米粒绽开。

3. 放入胡萝卜、小白菜，用小火煮至粥成，放入盐、味精，滴入香油即可食用。

【性味归经】白菜性平，味甘；归胃、大肠经。

【适用疗效】用于风寒引起的鼻塞。

【用法用量】每日温热服用 1 次。

【食用禁忌】脾胃虚寒者忌服用。

【秘方来源】经验方。

功能效用

小白菜有通利肠胃、清热解毒、止咳化痰、利尿养胃的功效。胡萝卜能健脾、化滞，可治消化不良、久痢、咳嗽、眼疾等症。此粥能治疗风寒引起的鼻塞、咳嗽等症。

南瓜红豆粥

【选取原料】红豆、南瓜各适量，大米 100 克，白糖 6 克。

制作方法

1. 大米泡发洗净。红豆泡发洗净。南瓜去皮洗净，切小块。

2. 锅置火上，注入清水，放入大米、红豆、南瓜，用大火煮至米粒绽开。

3. 再改用小火煮至粥成后，调入白糖即可。

【性味归经】红豆性平，味甘、酸；归心、小肠经。

【适用疗效】散寒、增强抵抗力。

【用法用量】早、晚餐服用。

【食用禁忌】红豆不宜与羊肉同食。

【秘方来源】经验方。

功能效用

红豆有补血、利尿、消肿、清心养神、健脾益肾、强化体力、增强抵抗力等功效。南瓜有保护胃黏膜、助消化的功效。此粥香甜可口，能散寒，增强抵抗力。

哮　喘

核桃乌鸡粥

【选取原料】乌鸡肉 200 克，核桃、大米、枸杞子、姜末、鲜汤、盐、葱花各适量。

制作方法

1. 核桃去壳，取肉。大米淘净。枸杞子洗净。乌鸡肉洗净，切块。

2. 油锅烧热，爆香姜末，下入乌鸡肉过油，倒入鲜汤，放入大米烧沸，下核桃肉和枸杞子，熬煮。

3. 文火将粥焖煮好，调入盐调味，撒上葱花即可。

【性味归经】核桃性温，味甘；归肺、肾经。

【适用疗效】有润肺平喘之功效。

【用法用量】需温热服用。早晚各 1 次。

功能效用

乌鸡有滋阴、补肾、养血、添精、益肝、退热、补虚的作用。能调节人体免疫功能和抗衰老。乌鸡、核桃、大米合熬为粥，有润肺平喘的功效。

山药冬菇瘦肉粥

【选取原料】山药、冬菇、猪肉各 100 克，大米 80 克，盐 3 克，味精 1 克，葱花 5 克。

制作方法

1. 冬菇用温水泡发，切片。山药洗净，去皮，切块。猪肉洗净，切末。大米淘净，浸泡半小时后，捞出沥干水分。

2. 锅中注水，下入大米、山药，武火烧开至粥冒气泡，下入猪肉、冬菇煮至肉熟。

3. 改文火将粥熬好，调入盐、味精调味，撒上葱花即可。

【性味归经】山药性平，味甘；归肺、脾、肾经。

【适用疗效】用于咳嗽，口干等症。

【用法用量】每日温热食用 1 次。

【秘方来源】经验方。

功能效用

山药有补脾养胃、助消化的功效。冬菇有补肝肾、健脾胃、益气血、益智安神的功效，可用来治疗食欲不振等症。猪肉有补肾养血、滋阴润燥的功效，对热病伤津、咳嗽等病有食疗作用。

白果瘦肉粥

【选取原料】白果 20 克，瘦肉 50 克，玉米粒、红枣、大米、盐、味精、葱花各少许。

制作方法

1. 玉米粒洗净。瘦肉洗净，切丝。红枣洗净，切碎。大米淘净，泡好。白果去外壳，取心。

2. 锅中注水，下大米、玉米、白果、红枣，旺火烧开，改中火，下入猪肉煮至肉熟。

3. 改小火熬煮成粥，加盐、味精调味，撒上葱花即可。

【性味归经】白果性平，味甘、苦、涩，有小毒；归肺经。

【适用疗效】用于咳嗽，气喘等症。

【用法用量】每日温热食用 1 次。

【食用禁忌】外感咳嗽者忌食用。

功能效用

白果具有敛肺气、定喘咳的功效，对于肺病咳嗽、老人虚弱体质的哮喘及各种哮喘痰多者，均有辅助食疗作用。瘦肉有滋阴润燥、补肾养血的功效，对咳嗽等病有食疗作用。其合熬为粥，有润肺平喘的功效。

咳　　嗽

枇杷叶冰糖粥

【选取原料】枇杷叶适量，大米 100 克，冰糖 4 克。

制作方法

1. 大米洗净，泡发半小时后捞出沥干水分。枇杷叶刷洗干净，切成细丝。

2.锅置火上，倒入清水，放入大米，以大火煮至米粒开花。

3.再加入枇杷叶丝，以小火煮至粥呈浓稠状，下入冰糖煮至融化，即可。

【性味归经】枇杷性平，味甘、酸；归肺、胃经。

【适用疗效】用于肺热咳喘等症。

【用法用量】温热服用，早晚各 1 次。

【食用禁忌】寒凉者忌服用。

【秘方来源】《老老恒言》。

功能效用

枇杷叶能化痰止咳，和胃止呕，为清解肺热和胃热的常用药。主治肺热咳喘、咯血、胃热呕吐等症。枇杷叶中含有种类丰富的熊果酸等物质和维生素等。此粥治疗咳嗽效果显著。

红豆枇杷粥

【选取原料】红豆 80 克，枇杷叶 15 克，大米 100 克，盐 2 克。

制作方法

1.大米泡发洗净。枇杷叶刷洗净绒毛，切丝。红豆泡发洗净。

2.锅置火上，倒入清水，放入大米、红豆，以大火煮至米粒开花。

3.下入枇杷叶，再转小火煮至粥呈浓稠状，调入盐拌匀即可。

【性味归经】红豆性平，味甘、酸；归心、小肠经。

【适用疗效】有润肺化痰之功效。

【用法用量】每日服用两次。

【食用禁忌】寒凉者忌服用。

【秘方来源】民间方。

功能效用

红豆有健脾生津、祛湿益气、清心养神、强化体力、增强抵抗力等功效。枇杷叶有化痰止咳、和胃止呕的功效。红豆、枇杷、大米合熬为粥，有润肺止咳的功效。

便　秘

大麻仁粥

【选取原料】粳米 50 克，大麻仁 5 克。

制作方法

1. 取粳米洗净熬煮。
2. 大麻仁洗净取汁。
3. 待粳米将熟时加入大麻仁汁，煮沸后即可食用。

【性味归经】大麻仁性平，味甘；归脾、胃、大肠经。

【适用疗效】用于小便不利，脾胃虚弱等症。

【用法用量】每日 1 次。

【食用禁忌】不宜服用过量。

【秘方来源】《济生秘览》。

功能效用

大麻仁有润燥、滑肠、通淋、活血的功效，可用来治疗体质虚弱，津血枯少的肠燥便秘，消渴，热淋，痢疾等病症。此粥适合于老人、产妇等体质虚弱者。

山楂苹果大米粥

【选取原料】山楂干 20 克，苹果 50 克，大米 100 克，冰糖 5 克，葱花少许。

制作方法

①大米淘洗干净，用清水浸泡。苹果洗净切小块。山楂干用温水稍泡后洗净。

②锅置火上，放入大米，加适量清水煮至八成熟。

③再放入苹果、山楂干煮至米烂，放入冰糖熬溶后调匀，撒上葱花便可。

【性味归经】山楂性温，味甘、酸；归脾、胃、肝经。

【适用疗效】用于大便秘结等症。

【用法用量】需温热服用，空腹服用。

【秘方来源】经验方。

功能效用

山楂被人们视为"长寿食品"，其有消食、调节血脂血压等功效。苹果有健脾养胃、润肺止咳、养心益气的功效。此粥有补心润肺、益气和胃、消食化积、润肠通便的功效。

西蓝花香菇粥

【选取原料】西蓝花 35 克，鲜香菇 25 克，胡萝卜 20 克，大米 100 克。

制作方法

1. 大米洗净。西蓝花洗净，撕成小朵。胡萝卜洗净，切成小块。香菇泡发洗净，切条。

2. 锅置火上，注入清水，放入大米用大火煮至米粒绽开后，放入西蓝花、胡萝卜、香菇。

3. 改用小火煮至粥成后，加入盐、味精调味。

【性味归经】胡萝卜性平，味甘；归肺、脾经

【适用疗效】健脾消食、润肠通便。

【用法用量】每日早晚温热服用 1 次。

【食用禁忌】不能过量食用胡萝卜。

【秘方来源】民间方。

功能效用

胡萝卜有益肝明目、利膈宽肠的功效。西蓝花有爽喉、开声、润肺、止咳的功效，长期食用可以减少乳腺癌、直肠癌及胃癌等发病概率。

消化不良

薏苡仁豌豆粥

【选取原料】大米 70 克，薏苡仁、豌豆各 20 克，胡萝卜 20 克，白糖 3 克。

制作方法

1. 大米、薏苡仁、豌豆分别洗净，红萝卜去皮洗净切块。

2. 锅中注入适量清水，加入大米、薏苡仁、豌豆，同煮。

3. 粥将熟时，加入白糖即可。

【性味归经】薏苡仁性甘，味寒；归脾、胃、肺、大肠经。

【适用疗效】用于消化不良等症。有健胃助消化之功效。

【用法用量】温热服用。

【食用禁忌】便秘、孕妇、脾胃虚弱者忌服用。

功能效用

薏苡仁能祛湿除风、清热排脓，对小便不利和风湿有很好的作用。豌豆有和中益气、助消化、利小便、解疮毒、通乳及消肿的功效，是脱肛、慢性腹泻的食疗佳品。

大米竹叶汁粥

【选取原料】大米 100 克，竹叶适量，白糖 3 克。

制作方法

1. 大米洗净，竹叶洗净煮后取汁。
2. 锅中注入适量清水，放入大米熬煮；煮沸粥加入竹叶汁。
3. 待粥将熟时，加入白糖，稍煮即可。

【性味归经】竹叶性寒，味甘淡；归心、肺、胃经。

【适用疗效】用于消化不良等症。有开胃消食之功效。

【用法用量】温热服用。

【食用禁忌】脾胃虚寒者忌服用。

【秘方来源】民间方。

功能效用

竹叶有清火、除湿、助消化、利尿等效用。适合各类人群，尤其是老年人、消化不良者食用。此粥制作简易，疗效极佳。

胃 痛

牛奶玉米粥

【**选取原料**】玉米粉 80 克，牛奶 120 克，枸杞子少许，白糖 5 克。

制作方法

1. 枸杞子洗净备用。
2. 锅置火上，倒入牛奶煮至沸后，缓缓倒入玉米粉，搅拌至半凝固。
3. 放入枸杞子，用小火煮至粥呈浓稠状，调入白糖入味即可食用。

【**性味归经**】玉米性平，味甘；归肝、膀胱经。

【**适用疗效**】调理肠胃。

【**用法用量**】早晚各 1 次。

【**食用禁忌**】遗尿、糖尿病患者忌食。

【**秘方来源**】经验方。

功能效用

牛奶含钙量很高，还含有适量的胆固醇成分。玉米含蛋白质、脂肪、维生素 E 及钙、铁、铜、锌等多种矿物质，有开胃消食、调理中气的功效。此粥对胃痛、肠胃病患者有一定的疗效。

木耳山药粥

【**选取原料**】水发木耳 20 克，山药 30 克，大米 100 克，盐、味精、香油、葱各少许。

制作方法

1. 大米洗净泡发；山药去皮洗净切块；水发木耳洗净切丝；葱洗净切花。

2. 锅置火上，注入水后，放入大米用大火煮至米粒绽开时，放入山药、木耳。

3. 改用小火煮至粥成，调入盐、味精入味，滴入香油，撒上葱花即可食用。

【性味归经】黑木耳性平，味甘；归胃、大肠经。

【适用疗效】温中和胃。

【用法用量】每日1次。

【食用禁忌】慢性肠炎患者忌服用。

功能效用

黑木耳有补气血、滋阴、补肾、活血等功效，对痔疮、胆结石有很好的疗效。黑木耳与山药同熬煮成粥对胃痛、肠胃病患者有很好的疗效。

腹　泻

山药薏苡仁白菜粥

【选取原料】山药、薏苡仁各20克，白菜30克，大米70克。盐2克。

制作方法

1. 大米、薏苡仁均泡发洗净；山药洗净、切块；白菜洗净，切丝。

2. 锅置火上，倒入清水，放入大米、薏苡仁、山药，以大火煮开。

3. 加入白菜煮至浓稠状，调入盐拌匀即可。

【性味归经】山药性味甘平；归脾、肺、肾经。

【适用疗效】用于腹泻等症。

【用法用量】每日服用 1 次。

【食用禁忌】孕妇忌食。

【秘方来源】民间方。

功能效用

薏苡仁富含蛋白质、维生素 B_1、维生素 B_2，能利尿、消肿、减少皱纹。山药含有胆碱、淀粉酶、多酚氧化酶、维生素 C 等营养成分，可用于糖尿病腹胀、病后虚弱、慢性肾炎、长期腹泻者。

香菇鸡腿粥

【选取原料】鲜香菇、鸡腿肉、大米、姜丝、葱花、盐、胡椒粉各适量。

制作方法

1. 旺鲜香菇洗净，切成细丝。大米淘净。鸡腿肉洗净，切块，再下入油锅中过油后盛出备用。

2. 砂锅中加入清水，下入大米，大火煮沸，放入香菇、姜丝，中火熬煮至米粒开花。

3. 再加入炒好的鸡腿肉，熬煮成粥，调入盐、胡椒粉调味，撒上葱花即可。

【性味归经】香菇性平，味甘；归脾、胃经。

【适用疗效】有止泻的功效。

【用法用量】每日食用 1 次。

【食用禁忌】胆囊炎患者忌食。

【秘方来源】民间方。

功能效用

香菇有提高机体免疫力、延缓衰老等功效。香菇与有补脾益气、养血补肾功效的鸡腿肉合熬为粥，有提高免疫力、止泻的功效。

痢 疾

山药黑豆粥

【选取原料】大米 60 克，山药、黑豆、玉米粒各适量，薏苡仁 30 克，盐 2 克，葱 8 克。

制作方法

1. 大米、薏苡仁、黑豆均泡发洗净。山药、玉米粒均洗净，再将山药切成小丁。葱洗净，切花。

2. 锅置火上，倒入清水，放入大米、薏米、黑豆、玉米粒，以大火煮至开花。

3. 加入山药丁煮至浓稠状，调入盐拌匀，撒上葱花即可。

【性味归经】山药性平，味甘；归肺、脾、肾经。

【适用疗效】消炎止泻。

【用法用量】温热服用，每日 1 次。

功能效用

黑豆有祛风除湿、调中下气、活血、解毒、利尿、明目等功效。山药与黑豆同煮粥，有养胃护胃、防治痢疾的作用。

豆芽豆腐粥

【选取原料】大米 100 克，黄豆芽 15 克，豆腐 30 克，盐 2 克，香油 5 克，葱少许。

制作方法

1. 豆腐洗净，切块。黄豆芽洗净。大米洗净。葱洗净，切花。

2. 锅置火上，注水后放入大米，用大火煮至米粒完全绽开。

3. 放入黄豆芽、豆腐，改用小火煮至粥成，调入盐、香油入味，撒上葱花即可。

【性味归经】豆腐性凉，味甘；归脾、胃、大肠经。

【适用疗效】温中补气、防治痢疾。

【用法用量】温热服用，3 天 1 次。

【食用禁忌】痛风、肾病、缺铁性贫血、腹泻患者忌食。

功能效用

豆腐含有脂肪、碳水化合物、维生素和矿物质等。此粥具有温中补气、防治痢疾的功效。

失 眠

红枣桂圆粥

【选取原料】大米 100 克，桂圆肉、红枣各 20 克，红糖 10 克，葱花少许。

制作方法

1. 大米淘洗干净，放入清水中浸泡。桂圆肉、红枣洗净备用。

2. 锅置火上，注入清水，放入大米，煮至粥将成。

3. 放入桂圆肉、红枣煨煮至酥烂，加红糖调匀，撒葱花即可。

【性味归经】桂圆性温，味甘；归心、肝、脾、肾经。

【适用疗效】补血、养气、安神。

【用法用量】温热服用。早晚各 1 次。

【食用禁忌】尿道炎、月经过多者忌食。

功能效用

红枣甘温，可以养心补血安神，提升人体内的元气；桂圆能清热安神，去除体内虚火。红枣、桂圆合在一起煮粥吃，可调节气血归于平和，消除虚火烦热，人自然而然也就睡得安稳。

红豆核桃粥

【选取原料】红豆 30 克，核桃仁 20 克，大米 70 克，白糖 3 克。

制作方法

1. 大米、红豆均泡发洗净。核桃仁洗净。

2. 锅置火上，倒入清水，放入大米、红豆同煮至开花。

3. 加入核桃仁煮至浓稠状，调入白糖拌匀即可。

【性味归经】核桃性温，味甘；归肾、肺、大肠经。

【适用疗效】益气养血、健脾补心、防治失眠。

【用法用量】温热服用，每日 1 次。

【食用禁忌】尿多者忌食。

【秘方来源】经验方。

功能效用

红豆富含铁质，可使人体气色红润，多摄取红豆，还有补血、促进血液循环的功效。

第三章
慢性病对症调养药粥

高血压病

槐花大米粥

【选取原料】大米 80 克，白糖 3 克，槐花适量。

制作方法

1. 取大米洗净熬煮。

2. 槐花洗净煮后取汁。

3. 槐花汁加入大米中与大米同煮，加入白糖煮沸即可。

【性味归经】槐花性寒，味苦；归大肠、肝经。

【适用疗效】用于高血压等症，有降低血压之功效。

【用法用量】每日 2 次。

【食用禁忌】脾胃虚寒、阴虚发热者忌服用。

【秘方来源】民间方。

功能效用

槐花有保持毛细血管的正常抵抗力、凉血止血、清肝泻火、降血压、润肺止咳、清热解毒、预防中风的功效。大米、白糖、槐花合熬为粥，不仅香甜可口，还有降血压的功效，可用于高血压病、高脂血症。

山药山楂黄豆粥

【选取原料】大米 90 克，山药 30 克，盐 2 克，味精、黄豆、山楂、豌豆各适量。

制作方法

1. 先取大米洗净备用。
2. 锅中加入山药、黄豆、山楂、豌豆、大米、适量水，共熬粥。
3. 粥将熟时加入盐，味精，稍煮即可。

【性味归经】山药性平，味甘；归肺、脾、肾经。

【适用疗效】用于高血压等症。有降低血压之功效。

【用法用量】温热食用。每日 1 次。

【秘方来源】民间方。

功能效用

黄豆有保持血管弹性、健脑和防止脂肪肝形成的作用。常食豆制品不仅可防肠癌、胃癌，还因为维生素 E、胡萝卜素、磷脂的含量丰富，可防止老年斑、老年夜盲症、高血压，增强老人记忆力，是延年益寿的最佳食品。

鳕鱼蘑菇粥

【选取原料】大米 80 克，鳕鱼肉 50 克，蘑菇、青豆各 20 克，枸杞子、盐、姜丝、香油各适量。

制作方法

1. 取大米洗净备用。

2.鳕鱼用盐腌制后与大米一同煮粥。

3.粥将熟时加入洗好的香菇、青豆、枸杞子，然后加入盐、姜丝、香油，煮沸即可。

【性味归经】蘑菇，味甘；归肝、胃经。

【适用疗效】用于高血压等症。

【用法用量】温热食用。每日1次。

【秘方来源】民间方。

功能效用

鳕鱼具有高营养，能降血压、降胆固醇、易于被人体吸收，可用于治疗跌打损伤、脚气、糖尿病等症。鳕鱼、蘑菇、青豆、枸杞子、大米合熬为粥，不仅味美可口，还可用于降血压。

高脂血症

芝麻麦仁粥

【选取原料】黑芝麻20克，麦仁80克，白糖3克。

制作方法

1.麦仁泡发洗净。黑芝麻洗净。

2.锅置火上，倒入清水，放入麦仁煮开。

3.加入黑芝麻同煮至浓稠状，调入白糖拌匀即可。

【性味归经】芝麻性平，味甘；归肝、肾、肺、脾经。

【适用疗效】降血脂。

【用法用量】温热服用，可当早餐来食用。

【食用禁忌】患有慢性肠炎、便溏腹泻、阳痿、遗精等病症的人忌食。

【秘方来源】经验方。

功能效用

芝麻含有丰富的亚油酸和膳食纤维，具有调节胆固醇、降低血脂的作用。因此本粥含有亚油酸等不饱和脂肪酸，可降低胆固醇，降低血脂，防止动脉硬化。

虾仁干贝粥

【选取原料】大米 100 克，虾仁、干贝各 20 克，盐 3 克，香菜、葱花、酱油各适量。

制作方法

1. 大米、虾仁、干贝洗净。
2. 锅中注入适量清水，加入虾仁、干贝、大米，同煮。
3. 粥将成时，加入盐、香菜、葱花、酱油，煮沸即可。

【性味归经】虾仁性温，味甘；归肝、肾经。

【适用疗效】用于高脂血症。有降低血脂之功效。

【用法用量】每日 1 次。

【食用禁忌】温热服用。

【秘方来源】民间方。

功能效用

虾仁有预防高血压及心肌梗死等效用。干贝有滋阴补肾、降低血脂等功效。干贝还可预防癌症。此粥口味极佳，是很好的保健食品。

糖尿病

枸杞麦冬花生粥

【选取原料】大米 80 克，枸杞子、麦冬各适量，花生米 30 克。

制作方法

1. 取大米洗净熬煮。
2. 加入枸杞子、麦冬、花生米与大米同煮。
3. 加入白糖煮沸即可。

【性味归经】枸杞子性平、味甘；归肝、肾、肺经。

【适用疗效】用于糖尿病等症。有降低血糖之功效。

【用法用量】温热服用。每日 1 次。

【秘方来源】民间方。

功能效用

枸杞子有降低血脂、血糖的功效，且其含有的丰富维生素，对人体具有良好的保健作用。花生中含有的植物活性物质，如植物固醇、皂角甙、白藜芦醇等，对防止营养不良，预防糖尿病、心血管病具有显著作用。麦冬具有协调胰岛素功能，能降低血糖，促使胰岛细胞恢复正常。此粥对糖尿病有较好的疗效。

龙荔红枣糯米粥

【选取原料】桂圆、荔枝各 20 克，红枣 10 克，糯米 100 克。

制作方法

1. 将糯米洗净，放入锅中。

2. 将桂圆、荔枝去壳取肉，红枣去核，一起放入锅中，煮至米粒开花。

3. 加入冰糖熬溶后调匀即可。

【性味归经】桂圆性温，味甘；归心、肝、脾、肾经。

【适用疗效】用于糖尿病等症，有开胃健脾之功效。

【用法用量】每日 1 次。

【食用禁忌】阴虚火旺者忌食。

【秘方来源】民间方。

功能效用

桂圆有补益心脾、养血宁神的功效，对中老年人而言，有保护血管、防止血管硬化和脆性的作用。红枣有益气补血、滋补身体的功效。荔枝有理气补血、止痛等功效。常食用此粥，对糖尿病有很好的疗效。

冠心病

菠菜玉米枸杞粥

【选取原料】菠菜、玉米粒、枸杞子各 15 克，大米 100 克，盐 3 克，味精 1 克。

制作方法

1. 大米泡发洗净。枸杞子、玉米粒洗净。菠菜择去根，洗净，切成碎末。

2. 锅置火上，注入清水后，放入大米、玉米、枸杞子，用大火煮至米粒开花。

3. 再放入菠菜，用小火煮至粥成，调入盐、味精入味即可。

【性味归经】玉米性平，味甘；归肝、胆、膀胱经。

【适用疗效】用于冠心病等症。

【用法用量】需温热服用。早晚各 1 次。

【秘方来源】民间方。

功能效用

菠菜能滋阴润燥，通利肠胃，对津液不足、肠燥便秘、高血压等症有一定的疗效。玉米有调中和胃、利尿、降血脂、降血压的功效。此粥具有保健作用，适合各类人群。

枸杞木瓜粥

【选取原料】枸杞子 10 克，木瓜 50 克，糯米 100 克，白糖 5 克，葱花少许。

制作方法

1. 糯米洗净，用清水浸泡。枸杞子洗净。木瓜切开取果肉，切成小块。

2. 锅置火上，放入糯米，加适量清水煮至八成熟。

3. 放入木瓜、枸杞子煮至米烂，加白糖调匀，撒葱花便可。

【性味归经】木瓜性平、微寒，味甘；归肝、脾经。

【适用疗效】用于治疗冠心病。

【用法用量】每日 2 次。

【食用禁忌】此粥忌长久服用。

【秘方来源】经验方。

功能效用

木瓜，别名木瓜实、乳瓜等，其汁水丰多，甜美可口，营养丰富。

有理脾和胃、平肝舒筋的功效。枸杞子有养肝补肾、润肺止咳的功效。木瓜、枸杞子、糯米合熬为粥，可治疗冠心病等症。

西红柿桂圆粥

【选取原料】西红柿、桂圆肉各 20 克，糯米 100 克，青菜少许，盐 3 克。

制作方法

1. 西红柿洗净，切丁。桂圆肉洗净。糯米洗净，泡发半小时。青菜洗净，切碎。

2. 锅置火上，注入清水，放入糯米、桂圆，用旺火煮至绽开。

3. 再放入西红柿，改用小火煮粥浓稠时，下入青菜稍煮，再加入盐调味即可。

【性味归经】桂圆性温，味甘；归心、肝、脾、肾经。

【适用疗效】可用于治疗冠心病。

【用法用量】需温热服用。每日 2 次。

【秘方来源】民间方。

功能效用

桂圆对中老年人而言，有保护血管、防止血管硬化和脆性的作用。西红柿有清热解毒、生津止渴、健胃消食等作用。

桂圆银耳粥

【选取原料】银耳、桂圆肉各适量，大米 100 克，白糖 5 克。

制作方法

1. 大米洗净备用。银耳泡发洗净，切碎。桂圆肉洗净备用。

2. 锅置火上，放入大米，倒入清水煮至米粒开花。

3. 待粥至浓稠状时，放入银耳、桂圆同煮片刻，调入白糖拌匀即可。

【性味归经】银耳性味甘平；归心、肺、肾、胃经。

【适用疗效】可用于治疗冠心病等症。

【用法用量】每日温热服用 1 次。

【食用禁忌】忌隔夜服用。

【秘方来源】经验方。

功能效用

　　桂圆含有蛋白质、脂肪、碳水化合物、粗纤维等营养物质。银耳富含维生素、天然植物性胶质等营养物质，能滋阴润燥、益气养胃。此粥可用于治疗冠心病等症。

肝　炎

刺五加粥

【选取原料】大米 80 克，白糖 3 克，刺五加适量。

制作方法

1. 取大米洗净备用。锅中加入适量清水、大米、刺五加同煮。

2. 粥将熟时调入白糖，稍煮即可。

【性味归经】刺五加性温，味辛、苦；归脾、肾、心经。

【适用疗效】适用于肝炎等症。有疏肝理气之功效。

【用法用量】温热服用。

【食用禁忌】高血压、动脉硬化、神经衰弱、阴虚火旺者忌服用。

【秘方来源】民间方。

功能效用

刺五加可治风湿痹痛、筋骨痿软、小儿行迟、体虚乏力、水肿、脚气等症。大米有补中益气、益精强志、和五脏的功效。刺五加、大米合熬为粥，有疏肝理气的功效。

天冬米粥

【选取原料】大米 100 克，天冬适量，白糖 3 克，葱 5 克。

制作方法

1. 取大米洗净备用。
2. 锅中加入适量清水、天冬、大米，共熬煮。
3. 粥将熟时调入白糖、葱，稍煮即可。

【性味归经】天冬性寒，味甘；归肺、肾经。

【适用疗效】适用于肝炎等症。有疏肝理气之功效。

【用法用量】每日 1 次。

【食用禁忌】风寒者忌服用。

【秘方来源】民间方。

功能效用

天冬有润肺、疏肝理气、滋阴、生津止渴、润肠通便的功效。有补中益气、健脾养胃、益精强志、和五脏、通血脉、聪耳明目、止烦、止渴等功效。天冬、大米、白糖、葱合熬为粥，有疏肝理气的功效，适用于肝炎等患者食用。

胡萝卜薏苡仁粥

【选取原料】胡萝卜 30 克，薏苡仁 30 克，大米 80 克，白糖 3 克。

制作方法

1. 将大米、薏苡仁泡发，大火煮至米粒开花。

2. 加入切丁胡萝卜同煮至浓稠。

3. 加入冰糖拌匀即可。

【性味归经】薏苡仁性寒，味甘；归脾、胃、肺、大肠经。

【适用疗效】用于肝炎等症，有疏肝理气之功效。

【用法用量】每日温热服用 1 次。

【食用禁忌】不能过量食用。

【秘方来源】民间方。

功能效用

　　薏苡仁有祛湿除风、清热排脓、除痹止痛的功效。胡萝卜营养丰富，含较多的胡萝卜素、糖、钙等营养物质，对人体有保健功效，其能健脾、化滞，可降血糖。胡萝卜、薏苡仁、大米合熬为粥，有补肝明目的功效，长期食用，可辅助治疗肝炎等症。

鹌鹑瘦肉粥

　　【选取原料】大米 80 克，鹌鹑 1 只，猪肉 80 克，料酒、盐、味精、姜丝、胡椒粉、葱花、香油适量。

制作方法

1. 取大米洗净熬煮。

2. 加入料酒与煮后的鹌鹑和大米同煮粥。

3. 再加入猪肉、盐、味精、姜丝、胡椒粉、葱花至沸即可。

【性味归经】鹌鹑性平，味甘；归大肠、心、肝、脾、肺、肾经。

【适用疗效】适用于肝炎等症。有疏肝理气之功效。

【用法用量】温热服用。每日 1 次。

【秘方来源】民间方。

功能效用

鹌鹑含有高蛋白、低脂肪、低胆固醇、多种无机盐、卵磷脂、激素和多种人体必需的氨基酸。有补五脏、益精血、温肾助阳、增力气、壮筋骨、防治高血压及动脉硬化等功效，对于贫血、头晕、高血压等效果较佳。

类风湿性关节炎

百合南瓜大米粥

【选取原料】南瓜、百合各 20 克，大米 90 克，盐 2 克。

制作方法

1. 大米洗净；南瓜去皮洗净，切成小块；百合洗净，削去边缘黑色部分备用。

2. 锅置火上，注入清水，放入大米、南瓜，用大火煮至米粒开花。

3. 再放入百合，改用小火煮至粥浓稠时，调入盐入味即可。

【性味归经】百合性微寒，味甘；归心、肺经。

【适用疗效】用于风湿肿痛等症。

【用法用量】需温热服用。每日食用 1 次。

【秘方来源】经验方。

功能效用

百合有滋阴清热、养心安神、润肺止咳的功效；南瓜有解毒、保护胃黏膜、助消化的功效。百合、南瓜、大米合熬为粥，可以治疗风湿肿痛等症。

桂圆大米粥

【选取原料】桂圆肉适量，大米 100 克，盐 2 克，葱花适量。

制作方法

1. 大米淘洗干净；桂圆肉洗净。

2. 锅置火上，加入适量清水，放入大米，以大火煮开。

3. 加入桂圆肉同煮片刻，再以小火煮至浓稠状，调入盐拌匀即可。

【性味归经】桂圆性温，味甘；归心、肝、脾、肾经。

【适用疗效】用于腰膝疼痛等症。

【用法用量】每日食用 1 次。

【食用禁忌】需温热服用。

【秘方来源】经验方。

功能效用

桂圆含碳水化合物、蛋白质、多种氨基酸、维生素等多种营养成分，有补益心脾、养血宁神的功效，可治疗类风湿关节炎、气血不足、心悸怔忡、健忘失眠、血虚萎黄等症。

萝卜绿豆天冬粥

【选取原料】白萝卜 20 克，绿豆、大米各 40 克，天冬适量，盐 2 克。

制作方法

1. 大米、绿豆均泡发洗净；白萝卜洗净切丁；天冬洗净，加水煮好，取汁待用。

2.锅置火上，倒入煮好的汁，放入大米、绿豆煮至开花。

3.加入白萝卜同煮至浓稠状，调入盐拌匀即可。

【性味归经】天冬性寒，味甘；归肺、肾经。

【适用疗效】有祛湿散寒的功效。

【用法用量】每日食用1次。

【食用禁忌】风寒者忌服用。

【秘方来源】经验方。

功能效用

白萝卜能止咳化痰、清热生津、凉血止血、促进消化、增强食欲。天冬有润肺、滋阴、生津止渴、润肠通便、祛湿散寒的功效。

第四章
女性常见病调养药粥

痛　经

银耳桂圆蛋粥

【选取原料】银耳、桂圆肉各 20 克，鹌鹑蛋 2 个，大米 80 克。

制作方法

1. 大米洗净，入清水浸泡。银耳泡发，洗净后撕小朵。桂圆去壳洗净。鹌鹑蛋煮熟去壳。

2. 锅中注入清水，放入大米，煮至七成熟。

3. 放入银耳、桂圆煮至米粒开花，放入鹌鹑蛋稍煮，加冰糖煮溶后调匀，撒上葱花即可。

【性味归经】银耳性味甘平；归心、肺、肾、胃经。

【适用疗效】补气血、活血化瘀。

【用法用量】每日温热服用 1 次。

功能效用

银耳有"菌中之冠"的美称，其富含维生素、天然植物性胶质、硒等营养物质，有滋阴润燥、益气养胃、增强抵抗力、护肝的功效。

红枣茄子粥

【选取原料】大米 80 克，茄子 30 克，红枣 20 克，鸡蛋 1 个，盐 3 克。

制作方法

1. 大米洗净，用清水浸泡。茄子洗净切小条，用清水略泡。红枣洗净，去核。鸡蛋煮熟后切碎。

2. 锅置火上，注入清水，放入大米煮至五成熟。

3. 放入茄子、红枣煮至粥成时，放入鸡蛋，加盐、香油、胡椒粉调匀，撒上葱花即可。

【性味归经】红枣性温，味甘；归脾、胃经。

【适用疗效】健脾胃、补气血。

【用法用量】每日温热服用 1 次。

【秘方来源】经验方。

功能效用

红枣具有补虚益气、养血安神、健脾和胃的功效。茄子具有清热解毒、利尿消肿、祛风通络、活血化瘀功效。

陈皮眉豆粥

【选取原料】大米 80 克，眉豆 30 克，陈皮适量，白糖 4 克。

制作方法

1. 大米、眉豆均洗净，泡发半小时后捞出沥干水分。陈皮洗净，浸泡至软后，捞出切丝。

2. 锅置火上，倒入适量清水，放入大米、眉豆以大火煮至米、豆开花。

3. 再加入陈皮丝同煮至粥呈浓稠状，调入白糖拌匀即可。

【**性味归经**】眉豆性味甘平；归脾、肾经。

【**适用疗效**】活血化瘀、散寒止痛。

【**用法用量**】每日温热服用 1 次。

【**食用禁忌**】气虚体燥、阴虚燥咳者慎用。

【**秘方来源**】经验方。

功能效用

眉豆有健脾、止消渴、补肾、生精髓、和五脏、理中益气的功效。陈皮能辛散通温，气味芳香，长于理气。陈皮、眉豆、大米合熬为粥，能健脾暖胃、活血化瘀、散寒止痛。

月经不调

益母红枣粥

【**选取原料**】益母草 20 克，红枣 10 枚，大米 100 克，红糖适量。

制作方法

1. 大米泡发。红枣去核，切成小块。益母草嫩叶洗净切碎。

2. 大米与适量清水煮开。

3. 放入红枣煮至粥成浓稠状时，下入益母草，调入盐拌匀。

【**性味归经**】益母草味辛、苦，性微寒：归心、肝、膀胱经。

【**适用疗效**】活血化瘀，调经消水。

【**用法用量**】需温热服用。每天服用 1 次。

【**秘方来源**】经验方。

功能效用

益母草嫩茎叶含有蛋白质、碳水化合物等多种营养成分，具有活血、祛瘀、调经、消水的功效；红枣具有补虚益气、养血安神、健脾和胃的功效。益母草、红枣与大米同煮为粥，能活血化瘀、补血养颜，可以治疗妇女月经不调、痛经等症。

牛奶鸡蛋小米粥

【选取原料】牛奶 50 克，鸡蛋 1 个，小米 100 克，白糖 5 克。

制作方法

1. 小米洗净，浸泡片刻。鸡蛋煮熟后切碎。
2. 锅置火上，注入清水，放入小米，煮至八成熟。
3. 倒入牛奶，煮至米烂，再放入鸡蛋，加白糖调匀，撒上葱花即可。

【性味归经】小米性味甘、咸；归肾、脾、胃经。

【适用疗效】通经止痛。

【用法用量】每日食用 1 次。

【食用禁忌】鸡蛋不能与红糖同食。

【秘方来源】民间方。

功能效用

牛奶含有丰富的蛋白质、脂肪、糖类及矿物质钙、磷、铁、镁、钾和维生素等营养成分，有镇静安神、美容养颜的功效。鸡蛋能健脑益智、延缓衰老。

带下病

莲子百合糯米粥

【选取原料】莲子、胡萝卜各 15 克，糯米 100 克，盐 3 克。

制作方法

1. 糯米洗净。百合洗净。莲子泡发洗净。胡萝卜洗净，切丁。
2. 锅置火上，注入清水，放入糯米，用大火煮至米粒开花。
3. 放入百合、莲子、胡萝卜，改用小火煮至粥成，加入盐、味精调味即可。

【性味归经】莲子性平，味甘；归心、脾、肾、胃、肝、膀胱经。

【适用疗效】收涩止带。

【用法用量】每日 1 次，空腹温热食用。

功能效用

莲子有防癌抗癌、降血压、强心安神、滋养补虚、止遗涩精、补脾止泻、养心安神的功效。

山药赤小豆糯米粥

【选取原料】山药 35 克，赤小豆 15 克，糯米 90 克，蜜枣 15 克，白糖 10 克。

制作方法

1. 糯米泡发洗净。山药去皮洗净，切块。赤小豆泡发洗净。蜜枣去核洗净。

2. 锅内注水，放入糯米，用大火煮至米粒绽开，放入山药、赤小豆、蜜枣。

3. 改用小火煮至粥成，闻见香味时，放入白糖调味，即可食用。

【性味归经】赤小豆性平，味甘酸；归心、小肠经。

【适用疗效】补肾养阴，止带。

【用法用量】空腹温热服用。

【食用禁忌】大便秘结者不宜服用。

【秘方来源】民间方。

功能效用

赤豆富含蛋白质及多种矿物质，有补血、利尿、消肿、强化体力、增强抵抗力等功效。山药有益气养阴、补脾益肾、固精止带的功效。

闭　经

桂圆羊肉粥

【选取原料】桂圆 70 克，羊肉 100 克，大米 80 克，葱花少许。

制作方法

1. 桂圆去壳，取肉洗净。羊肉洗净，切片。大米淘净，泡好。

2. 锅中注入适量清水，下入大米，大火烧开，下入羊肉、桂圆，改中火熬煮。

3. 转小火，熬煮成粥，加盐、鸡精调味，撒入葱花即可。

【性味归经】羊肉性热，味甘；归脾、胃、肾经。

【适用疗效】活血化瘀，痛经止痛。

【用法用量】需温热食用。每日 1 次。

【秘方来源】经验方。

功能效用

羊肉含有丰富的脂肪、维生素、钙、磷、铁等,有补气滋阴、暖中补虚、开胃健力的功效。桂圆含有蛋白质、脂肪等营养成分,有开胃益脾、养血安神的功效。

红枣羊肉糯米粥

【选取原料】红枣 25 克,羊肉 50 克,糯米 150 克,盐 2 克。

制作方法

1. 红枣洗净,去核备用。羊肉洗净,切片,用开水汆烫,捞出。糯米淘净,泡好。

2. 锅中添适量清水,下入糯米大火煮开,下入羊肉、红枣、姜末,转中火熬煮。

3. 改小火,下入葱白,待粥熬出香味,加盐、味精调味,撒入葱花即可。

【性味归经】红枣性温,味甘;归脾、胃经。

【适用疗效】健脾暖胃、活血、解郁。

【用法用量】温热食用。每日 1 次。

【秘方来源】民间方。

功能效用

红枣有补脾和胃、益气生津、解毒的功效。常用于治疗胃虚食少、脾弱便溏、气血不足、心悸怔忡等病症。

鸡肉枸杞萝卜粥

【选取原料】鸡脯肉 100 克,白萝卜 120 克,枸杞子 30 克,大米 80 克,盐适量。

制作方法

1. 白萝卜洗净，去皮，切块。枸杞子洗净。鸡脯肉洗净，切丝。大米淘净，泡好。

2. 大米放入锅中，倒入鸡汤，武火烧沸，下入白萝卜、枸杞子，转中火熬煮至米粒软散。

3. 下入鸡脯肉，将粥熬至浓稠，加盐调味，撒上葱花即可。

【性味归经】鸡肉性平，味甘；归脾、胃经。

【适用疗效】补虚填精、活血化瘀。

【用法用量】温热食用。每日1次。

【秘方来源】民间方。

功能效用

白萝卜含蛋白质、糖类、B族维生素、维生素C等营养成分，有降低胆固醇的功效。鸡肉有温中益气、补虚填精、健脾胃、活血脉的功效。

崩　漏

枸杞牛肉莲子粥

【选取原料】牛肉100克，枸杞子30克，莲子50克，大米80克。

制作方法

1. 牛肉洗净，切片。莲子洗净，浸泡后，挑去莲心。枸杞子洗净。大米淘净，泡半小时。

2. 大米入锅，加适量清水，旺火烧沸，下入枸杞子、莲子，转中火熬煮至米粒开花。

3. 放入牛肉片，用慢火将粥熬出香味，加盐、鸡精调味，撒上葱花即可。

【性味归经】枸杞子性平，味甘；归肝、肾、肺经。

【适用疗效】凉血、止血。

【用法用量】温热食用。每日 1 次。

功能效用

莲子有强心安神、滋养补虚、止遗涩精、补脾止泻、益肾养心的功效，可用来治疗肾虚遗精、滑泄等症。

红枣百合核桃粥

【选取原料】糯米 100 克，红枣、百合、核桃仁各 20 克，白糖 5 克。

制作方法

1. 糯米泡发洗净。百合洗净。红枣去核洗净。核桃仁泡发洗净。

2. 锅置火上，注水后，放入糯米，用武火煮至米粒绽开。

3. 放入百合、红枣、核桃仁，改用文火煮至粥成，调入白糖入味即可。

【性味归经】红枣性温，味甘；归脾、胃经。

【适用疗效】补血活血、滋阴补虚。

【用法用量】每日食用 1 次。

【食用禁忌】虚寒出血者忌食。

【秘方来源】经验方。

功能效用

红枣有增强肌力、消除疲劳、补血的功效；百合有良好的营养滋补之功，特别是对病后体弱、神经衰弱等症大有裨益。核桃有润肺、补肾、壮阳、健肾等功能。

羊肉麦仁粥

【选取原料】羊肉 100 克，盐 2 克，味精 1 克，胡椒粉 3 克，麦仁 50 克。

制作方法

1. 羊肉洗净，切片，用料酒、生抽腌渍。麦仁淘净，浸泡 3 小时。

2. 锅中注水，下入麦仁，旺火煮沸，下入腌好的羊肉、姜丝，转中火熬煮至麦粒开花。

3. 改小火，待粥熬出香味，放盐、味精、胡椒粉调味即可。

【性味归经】羊肉性温，味甘；归脾、肾经。

【适用疗效】用于月经不调、体虚等症，有益肾、和血、补虚益气之功效。

【用法用量】每日温热服用 1 次。

功能效用

羊肉营养丰富，有补虚益气、温中暖肾的功能。麦仁含有丰富的糖类、蛋白质、维生素和矿物质，有养心、益肾、和血、健脾的功能。

流　产

青菜枸杞牛奶粥

【选取原料】青菜、枸杞子各适量，大米 80 克，鲜牛奶 100 毫升，白糖 3 克。

制作方法

1. 大米泡发洗净。青菜洗净，切丝。枸杞子洗净。

2. 锅置火上，倒入鲜牛奶，放入大米煮至米粒开花。

3. 加入青菜、枸杞子同煮至浓稠状，调入白糖拌匀即可。

【**性味归经**】枸杞子味甘，性平；归肝、肾、肺经。

【**适用疗效**】用于流产、腰膝酸痛等症，有滋补、抗衰老、安胎之功效。

【**用法用量**】每日温热服用1次。

功能效用

青菜为含维生素和矿物质最丰富的蔬菜之一，能满足人体所需的维生素、胡萝卜素、钙、铁等，有助于增强机体免疫能力。枸杞子常常被当作滋补调养和抗衰老的良药。

山药人参鸡粥

【**选取原料**】山药100克，人参1根，大米80克，鸡肝50克，盐3克。

制作方法

1. 山药洗净，去皮，切片。人参洗净。大米淘净，泡好。鸡肝用水泡洗干净，切片。

2. 大米入锅，加适量清水旺火煮沸，放入山药、人参，转中火煮至米粒开花。

3. 再下入鸡肝，慢火将粥熬至浓稠，加盐、鸡精调味，撒入葱花即可。

【**性味归经**】人参性平，味甘、微苦；归脾、肺、心经。

【**适用疗效**】用于虚劳咳嗽、流产等症，具有补气生血、健脾胃、活血脉之功效。

【**用法用量**】每日温热服用1次。

功能效用

山药有补脾养胃、生津益肺、补肾涩精的功效。

百合板栗糯米粥

【选取原料】百合、板栗各 20 克，糯米 90 克，白糖 5 克，葱少许。

制作方法

1. 板栗去壳。糯米泡发。葱切花。
2. 锅置火上，加清水，放入糯米，大火煮至米粒绽开。
3. 百合、板栗入锅，中火煮至粥成，加白糖，撒葱花即可。

【性味归经】百合性平，味甘；归心、肺经。

【适用疗效】用于流产、脾胃虚弱等症，有滋补、安神之功效。

【用法用量】每日温热服用 1 次。

【食用禁忌】不能过量食用。

【秘方来源】经验方。

功能效用

百合含生物素、秋水碱等多种生物碱和营养物质，对病后体弱、神经衰弱等症有很好的营养疗效。栗子有补肾强腰、益脾胃、止泻的功效，可治由肾气不足引起的脾胃虚弱等症。

红枣鲫鱼粥

【选取原料】大米 90 克，红枣 10 克，鲫鱼 50 克，盐、味精、葱、料酒适量。

制作方法

1. 大米淘净，入清水浸泡。鲫鱼切小片，用料酒腌渍。红枣切开。

2. 锅置火上，加清水、大米煮至五成熟。

3. 放入鱼肉、红枣煮至粥将成，加盐、味精调匀，撒上葱花便可。

【性味归经】鲫鱼性味甘温；归脾、胃、大肠经。

【适用疗效】用于流产、贫血、水肿等症，有益气健脾、通络下乳之功效。

【用法用量】每日温热服用1次。

【食用禁忌】感冒发热期间不宜多吃。

【秘方来源】民间方。

功能效用

红枣有较强的抗过敏作用，还能扩张血管、增加心肌收缩力，对防治心血管疾病有良好作用。鲫鱼有益气健脾、利水消肿、通络下乳等功效，可治水肿、腹水、产妇乳少等症。

妊娠呕吐

蛋奶菇粥

【选取原料】鸡蛋1个，牛奶100克，茶树菇10克，大米80克，白糖5克，葱适量。

制作方法

1. 大米洗净，用清水浸泡。茶树菇泡发摘净。

2. 锅置火上，注入清水，放入大米煮至七成熟。

3. 入茶树菇煮至米粒开花，入鸡蛋打撒后稍煮，再入牛奶、白糖调匀，撒葱花即可。

【性味归经】香菇味甘、平，性凉；归肝、胃经。

【适用疗效】用于妊娠呕吐等症，有增强食欲、提高机体免疫力之功效。

【用法用量】每日温热服用 1 次。

功能效用

鸡蛋能健脑益智、延缓衰老、保护肝脏。牛奶可降低胆固醇，防止消化道溃疡。香菇有提高免疫力、延缓衰老、降血压、降血脂、降胆固醇的功效。

生姜黄瓜粥

【选取原料】鲜嫩黄瓜、生姜各 20 克，大米 90 克，盐 3 克。

制作方法

1. 大米泡发。黄瓜切小块。生姜切丝。

2. 锅置火上，注入清水，放入大米用大火煮至米粒开花。

3. 放入黄瓜、姜丝，用小火煮至粥成，加盐入味，即可食用。

【性味归经】生姜性温，味辛；归肺、脾、胃经。

【适用疗效】用于妊娠呕吐、糖尿病等症，有温中止呕、降胆固醇之功效。

【用法用量】每日温热服用 1 次。

【食用禁忌】不宜与花生、辣椒、芹菜同食。

功能效用

生姜有温中止呕、温肺止咳、解鱼蟹毒、解药毒的功效，可用来治疗外感风寒、头痛、痰饮、咳嗽、胃寒呕吐等症。黄瓜能促进肠道蠕动，加速废物排泄，改善人体新陈代谢。

皮蛋玉米萝卜粥

【选取原料】皮蛋1个，玉米、胡萝卜适量，白粥1碗，盐、麻油、葱适量。

制作方法

1. 白粥倒入锅中，再加少许开水，烧沸。

2. 皮蛋去壳，洗净切丁。将玉米粒、胡萝卜丁洗净，与皮蛋丁一起倒入白粥中煮至各材料均熟。

3. 再调入盐、胡椒粉，撒上葱花即可。

【性味归经】萝卜性味甘辛、平，无毒；归肺、脾经。

【适用疗效】用于妊娠呕吐、肺热、心脏病等，有调中开胃、益肺宁心的功效。

【用法用量】每日温热服用1次。

【食用禁忌】服人参及滋补药品期间忌服用。

【秘方来源】民间方。

功能效用

皮蛋能泻肺热、醒酒、去大肠火、治泻痢。其合熬为粥，能提高免疫力、降血压，可用来治疗咽喉痛、声音嘶哑、便秘等症。

妊娠水肿

玉米须大米粥

【选取原料】玉米须适量，大米100克，盐1克，葱5克。

制作方法

1. 大米泡发半小时沥干。玉米须稍浸泡沥干。葱切圈。

2. 锅置火上，加大米和水煮至米粒开花。加玉米须煮至浓稠，加盐拌匀，撒葱即可。

【性味归经】性微温，味甘；归膀胱、肝、胆经。

【适用疗效】用于妊娠水肿等症，有利尿、平肝、健脾养胃之功效。

【用法用量】每日温热服用 1 次。

【食用禁忌】不能过量食用。

功能效用

玉米须有利尿、平肝、利胆的功效。大米有补中益气、健脾养胃、益精强志、和五脏、通血脉、聪耳明目、止烦、止渴、止泻的功效，因此，因肺阴亏虚所致的咳嗽、便秘患者可早晚用大米煮粥服用。

莲子红米粥

【选取原料】莲子 40 克，红米 80 克，红糖 10 克。

制作方法

1. 红米泡发洗干净。莲子去心洗干净。

2. 锅置火上，倒入清水，放入红米、莲子煮至开花。

3. 加入红糖同煮至浓稠状即可。

【性味归经】莲子性味甘平；归脾、肾、心经。

【适用疗效】用于妊娠水肿等症，有补脾止泻、健脾消食之功效。

【用法用量】每日温热服用 1 次。

【食用禁忌】不能过量食用。

【秘方来源】经验方。

功能效用

莲子有防癌抗癌、降血压、强心安神、滋养补虚、止遗涩精、补脾止泻、益肾养心的功效，可用来治疗脾虚久泻、泻久痢、肾虚遗精、滑泄、小便不禁、妇人崩漏带下、心神不宁、惊悸、不眠等症。

扁豆玉米红枣粥

【选取原料】玉米、白扁豆、红枣各 15 克，大米 110 克，白糖 6 克。

制作方法

1. 玉米、白扁豆洗净。红枣去核洗净。大米泡发洗净。

2. 锅置火上，注入清水后，放入大米、玉米、白扁豆、红枣，大火煮至米粒绽开。

3. 再用小火煮至粥成，调入白糖入味即可。

【性味归经】扁豆味甘，性平；归脾、胃经。

【适用疗效】用于水肿、心血管疾病等症，有补脾胃、利尿之功效。

【用法用量】每日温热服用 1 次。

【食用禁忌】不能过量食用。

【秘方来源】经验方。

功能效用

扁豆有补脾胃、消暑解毒、除湿止泻等功效，能治疗脾胃虚热、呕吐泄泻、口渴烦躁、妇女白带、糖尿病等症。玉米能调中开胃、益肺宁心、清湿热、利肝胆、延缓衰老，能预防心脏病、癌症。

产后缺乳

雪梨红枣糯米粥

【选取原料】糯米 80 克，雪梨 50 克，红枣、葡萄干各 10 克，白糖 5 克。

制作方法

1. 糯米洗净，用清水浸泡。雪梨洗净后去皮、去核，切小块。红枣、葡萄干洗净备用。

2. 锅置火上，注入清水，放入糯米、红枣、葡萄干煮至七成熟。

3. 放入雪梨煮至米烂、各材料均熟，加白糖调匀便可。

【性味归经】红枣性味甘温；归脾、胃经。

【适用疗效】用于产后缺乳、贫血等症，有止咳化痰、补血益气之功效。

【用法用量】每日温热服用 1 次。

功能效用

梨能帮助器官排毒、软化血管、促进血液循环和钙质输送、维持机体健康，有生津止渴、止咳化痰、清热降火、养血生肌、润肺去燥等功效。

四豆陈皮粥

【选取原料】绿豆、红豆、眉豆、毛豆各 20 克，陈皮适量，大米 50 克，红糖 5 克。

制作方法

1.大米、绿豆、红豆、眉豆均泡发。陈皮切丝。毛豆沥水。

2.锅置火上，倒入清水，放入大米、绿豆、红豆、眉豆、毛豆，以大火煮至开花。

3.加陈皮同煮粥至稠，加红糖拌匀。

【**性味归经**】红豆性平，味甘酸；归心、小肠经。

【**适用疗效**】用于水肿、产后缺乳等症，有补血和五脏、理中益气之功效。

【**用法用量**】每日温热服用 1 次。

【**食用禁忌**】对黄豆过敏者不宜多食。

功能效用

绿豆能抗菌抑菌、增强食欲、保肝护肾。红豆有补血、利尿、消肿、促进心脏活化、清心养神、健脾益肾、强化体力、增强抵抗力等功效。

香菇猪蹄粥

【**选取原料**】大米 150 克，净猪前蹄 120 克，香菇 20 克。

制作方法

1.大米淘净，浸泡半小时后捞出沥干水分。猪蹄洗净，剁成小块，再下入锅中炖好捞出。香菇洗净，切成薄片。

2.大米入锅，加水煮沸，下入猪蹄、香菇、姜末，再用中火熬煮至米粒开花。

3.粥将熟时调入盐、鸡精，撒上葱花。

【**性味归经**】香菇性平，味甘；归肝、胃经。

【**适用疗效**】延缓衰老、利水通乳。

【**用法用量**】温热服用，每日 1 次。

【食用禁忌】动脉硬化及高血压患者忌服用。

【秘方来源】经验方。

功能效用

香菇有提高机体免疫力、延缓衰老、降血压、降血脂、降胆固醇、防癌、减肥的功效。

产后恶露不净

芥菜大米粥

【选取原料】芥菜 20 克，大米 90 克，盐 2 克，香油适量。

制作方法

1. 大米洗净泡发 1 小时。芥菜洗净，切碎。

2. 锅置火上，注入清水，放入大米，煮至米粒开花。

3. 放入芥菜，改用小火煮至粥成，调入盐入味，再滴入香油，拌匀即可食用。

【性味归经】芥菜性温，味辛；归肺、肝、肾、胃经。

【适用疗效】适用于产后恶露不尽等症。补中益气，补虚养血。

【用法用量】每日食用 1 次。

【食用禁忌】体内热者忌服用。

功能效用

芥菜中含有丰富的营养物质，是活性很强的还原物质，能增加大脑中氧含量，激发大脑对氧的利用，有醒脑提神、解除疲劳的作用。芥菜与补中益气的大米合熬为粥，能补中益气。

洋葱豆腐粥

【选取原料】大米 120 克，豆腐 50 克，青菜、猪肉、洋葱、虾米、盐、味精、香油适量。

制作方法

1. 豆腐切块。青菜切碎。洋葱切条。猪肉切末。虾米洗净。米泡发。

2. 锅中注水，入大米大火烧开，改中火，下入猪肉、虾米、洋葱煮至虾米变红。

3. 改小火，放入豆腐、青菜熬至粥成，加盐、味精调味，淋上香油搅匀即可。

【性味归经】洋葱性温，味甘辛；归肝、脾、胃、肺经。

【适用疗效】适用于产后恶露不尽等症。

【用法用量】每日食用 1 次。

【食用禁忌】热病患者慎食。

功能效用

洋葱有预防糖尿病、杀菌的作用，可用于治疗妇女产后恶露淋漓等症。

子宫脱垂

红枣红米补血粥

【选取原料】红米 80 克，红枣、枸杞子各适量，红糖 10 克。

制作方法

1. 红米洗净泡发。红枣洗净,去核,切成小块。枸杞子洗净,用温水浸泡至回软备用。

2. 锅置火上,倒入清水,放入红米煮开。加入红枣、枸杞子、红糖同煮至浓稠状即可。

【性味归经】红枣性温,味甘;归脾、胃经。

【适用疗效】适用于子宫脱垂等症。益气补虚。

【用法用量】需温热食用。每日食用 1 次。

【秘方来源】民间方。

功能效用

红枣有健脾胃、补气养血、安神的功效。红米有活血化瘀、健脾消食的功效。红枣、红米、枸杞子合熬为粥,能益气补虚,适用于子宫下垂等症。

飘香鳝鱼粥

【选取原料】鳝鱼 50 克,大米 100 克,盐、味精、料酒、香菜叶、枸杞子、胡椒各适量。

制作方法

1. 大米洗净,清水浸泡。鳝鱼洗净切小段。

2. 鳝鱼段入油锅,加料酒、盐炒熟。

3. 锅置火上,放入大米,加适量清水煮至五成熟。放入鳝鱼段、枸杞子煮至粥将成,加盐、味精、胡椒粉调匀,撒上香菜叶即可。

【性味归经】鳝鱼性味甘平;归肝、脾、肾三经。

【适用疗效】适用于子宫脱垂等症。补中益血。

【用法用量】每日食用 1 次。

功能效用

鳝鱼有温补强壮、补中益血、温阳健脾的功效；枸杞子有抗衰老、抗动脉硬化的功效。二者与大米合熬粥，有补中益血、滋补肝肾的功效。

不孕症

蛋黄山药粥

【选取原料】大米 80 克，山药 20 克，熟鸡蛋黄 2 个，盐 3 克，香油、葱花少许。

制作方法

1. 大米淘洗干净，放入清水中浸泡。山药洗净，碾成粉末。

2. 锅置火上，注入清水，放入大米煮至八成熟。

3. 放入山药粉煮至米粒开花，再放入研碎的鸡蛋黄，加盐、香油调匀，撒上葱花即可。

【性味归经】山药性味甘平；归脾、肺、肾经。

【适用疗效】适用于不孕等症。补肾阳、暖脾胃。

【用法用量】每日 1 次。

功能效用

山药有生津益肺、补肾涩精、补脾养胃的功效。与蛋黄、糯米合熬为粥，可适用于肾气不足、不孕等症。

鸡蛋鱼粥

【选取原料】大米 100 克，鸡蛋 3 个，鱼 50 克，高汤 500 克，盐、料酒、枸杞子、葱各适量。

制作方法

1. 大米淘洗干净，注入高汤煮至粥成。

2. 小鱼洗净，略腌渍后放入锅中，加适量清水煮熟，放入粥中。

3. 鸡蛋磕入碗中，加适量清水、盐调匀，加枸杞子，蒸熟后盛粥于上，撒葱花便可。

【性味归经】鸡蛋性平，味甘；归胃、大肠经。

【适用疗效】适用于不孕等症。益精血、补肾阳。

【用法用量】每日 1 次。

【食用禁忌】需温热服用。

功能效用

鱼有滋补健胃、利水消肿、清热解毒的功效。将鸡蛋、鱼、大米合熬为粥，能起到增强机体免疫力、补肾阳的作用。

红枣柠檬粥

【选取原料】鲜柠檬 10 克，桂圆、红枣各 20 克，大米 100 克，冰糖、葱花适量。

制作方法

1. 大米洗净，用清水浸泡。鲜柠檬洗净切小丁。桂圆肉、红枣洗净。

2. 锅置火上，放入大米，加适量清水煮至八成熟。

3. 放入鲜柠檬、桂圆肉、红枣煮至粥将成。放入冰糖熬溶后调匀，撒上葱花便可。

【性味归经】红枣性味甘温，入脾、胃经。

【适用疗效】健脾消食、安胎助孕。

【用法用量】每日 1 次。

【食用禁忌】胃病患者不宜食用。

【秘方来源】经验方。

功能效用

红枣有健脾和胃、保护肝脏、养血安神、益气补血、滋补身体的功效。柠檬有健脾消食、增加食欲的功效。红枣、柠檬、桂圆、大米合熬为粥，可辅助治疗不孕等症。

山楂猪骨大米粥

【选取原料】干山楂 50 克，猪骨 500 克，大米 80 克，盐、味精、料酒、醋、葱各适量。

制作方法

1. 干山楂用温水泡发，洗净。猪骨洗净，斩件，入沸水汆烫，捞出。大米淘净，泡好。

2. 猪骨入锅，加清水、料酒，旺火烧开，滴入醋，下入大米至米粒开花，转中火熬煮。

3. 转小火，放入山楂，熬煮成粥，加入盐、味精调味，撒上葱花即可。

【性味归经】山楂性温，味甘酸；归脾、胃、肺、肝经。

【适用疗效】适用于更年期综合征。健脾和胃，养心安神。

【用法用量】每日 1 次。

【食用禁忌】睥胃虚弱者忌服用。

功能效用

山楂有保护心肌的作用。与猪骨、大米合熬为粥，有健脾和胃、养心安神的功效。

河虾鸭肉粥

【选取原料】鸭肉 200 克，河虾 70 克，大米 80 克，料酒、生抽、姜、盐、葱各适量。

制作方法

1. 鸭肉切块，用料酒、生抽腌渍，入锅煲好。河虾入锅稍煸捞出。大米淘净泡好。

2. 锅中注水，下入大米大火煮沸，入姜丝、河虾，转中火熬煮至米粒开花。

3. 鸭肉连汁入锅，改小火煲熟，加盐调味，撒葱花即可。

【性味归经】鸭肉性味甘平；归脾、胃、肺、肾经。

【适用疗效】适用于更年期综合征。养心安神。

【用法用量】每日温热食用 1 次。

【食用禁忌】大便泄泻患者忌食用。

功能效用

鸭肉有滋脏清虚、补血行水、养胃生津、止咳息惊等功效。河虾有养血固精、益气滋阳的功效。与大米合熬粥，有养心安神的功效。

第五章
男性常见病调养药粥

早　泄

苁蓉羊肉粥

【选取原料】肉苁蓉 30 克，羊肉 200 克，粳米、葱白、生姜、食盐各适量。

制作方法

1. 煎煮肉苁蓉，取汁去渣。

2. 粳米、羊肉同药汁共煮。

3. 粥将熟时加入盐、生姜、葱白。

【性味归经】肉苁蓉性温，味甘酸咸；归肾、大肠、脾、肝、膀胱经。

【适用疗效】补肾助阳，温肾补虚，壮阳暖脾。

【用法用量】每日早晚温热服用，5~7 天为一疗程。

【食用禁忌】夏季不宜服用。

【秘方来源】《药性论》。

功能效用

肉苁蓉能补肾壮阳、填精益髓、润肠通便、延缓衰老，是历代补肾壮阳类处方中使用频率最高的补肾药物之一。其与性甘温能益气补虚、温中暖下的羊肉合煮为粥，能增强补肾益精的功效。

遗　精

牛筋三蔬粥

【选取原料】水发牛蹄筋、糯米各 100 克，胡萝卜、玉米粒、豌豆各 20 克。

制作方法

①胡萝卜洗净，切丁；糯米洗净；玉米粒、豌豆洗净；牛蹄筋洗净炖好切条。

②糯米放入锅中，加适量清水，以旺火烧沸，下入牛蹄筋、玉米、豌豆、胡萝卜，转中火熬煮；改小火，熬煮至粥稠且冒气泡，调入盐、味精即可。

【性味归经】胡萝卜性平，味甘；归肝、肺、脾、胃经。

【适用疗效】补肾固摄，缩尿止遗。

【用法用量】每日温热服用 1 次。

【秘方来源】民间方。

功能效用

牛蹄筋有强筋壮骨之功效。豌豆能益中气、止泻痢、利小便。胡萝卜能健脾消食、补肝明目、降气止咳。此粥能强筋壮骨、补肾止遗。

鸭肉菇杞粥

【选取原料】鸭肉 80 克，冬菇 30 克，枸杞子 10 克，大米 120 克。

制作方法

1. 大米淘净；冬菇洗净切片；枸杞子洗净；鸭肉洗净切块，用料酒、生抽腌制。

2. 油锅烧热，放入鸭肉过油盛出；锅加清水，放入大米旺火煮沸，下入冬菇、枸杞子，转中火熬煮至米粒开花。

3. 下入鸭肉，将粥熬煮至浓稠，调入盐、味精，撒上葱花。

【性味归经】鸭肉性平，味咸；归肺、胃、肾经。

【适用疗效】滋补肝肾。

【用法用量】每日温热服用 1 次。

【食用禁忌】感冒患者不宜食用。

功能效用

鸭肉有滋补、养胃、补肾、除痨热骨蒸、消水肿、止热痢、止咳化痰的功效。冬菇有补肝肾、健脾胃的功效。此粥能滋补肝肾、涩精止遗。

枸杞鸽粥

【选取原料】枸杞子 50 克，黄芪 30 克，乳鸽 1 只，大米 80 克。

制作方法

1. 枸杞子、黄芪洗净；大米淘净；鸽子洗净斩块，用料酒、生抽腌制，炖好。

2. 大米放入锅中，加适量清水，旺火煮沸，下入枸杞子、黄芪；

中火熬煮至米开花。

3. 下入鸽肉熬煮成粥，调入盐、鸡精、胡椒粉，撒上葱花即可。

【性味归经】枸杞子性平，味甘；归肝、肾、肺经。

【适用疗效】补益脾肾、固精止遗。

【用法用量】早、晚餐食用。

【食用禁忌】脾虚泄泻者忌食。

【秘方来源】民间方。

功能效用

鸽肉有滋肾益气、祛风解毒、补气虚、益精血、暖腰膝、利小便、补肾、生机活力的功效。黄芪有补气固表、利水退肿等功效。二味与鸽肉合熬为粥，能补益肝肾、涩精止遗。

第六章
小儿常见病调养药粥

小儿腹泻

茯苓大枣粥

【选取原料】茯苓粉 20 克，粳米 50 克，大枣 10 克，白糖适量。

制作方法

1. 大枣去核，同粳米煮粥。
2. 粥将熟时加入茯苓粉调匀。

【性味归经】茯苓性平，味甘；归心、肺、脾经。

【适用疗效】健脾益气，利水渗湿。

【用法用量】温热服用，每日 2~3 次。

【食用禁忌】腹胀及小便多者忌服用。

【秘方来源】民间方。

功能效用

茯苓被世人誉为"除湿之圣药"，其有渗湿利水、健脾和胃、宁心安神的功效，可用来治疗小便不利、水肿胀满、呕逆、恶阻、泄泻、遗精、淋浊、惊悸、健忘等症。大枣有温中健脾和益脾的功效。二味合一，使此粥具有利水渗湿、健脾补中的功效。

小儿厌食症

毛豆糙米粥

【选取原料】毛豆仁 30 克，糙米 80 克，盐 2 克。

制作方法

1. 糙米泡发洗净；毛豆仁洗净。

2. 锅置火上，倒入清水，放入糙米、毛豆煮开。

3. 待粥煮至浓稠状时，调入盐拌匀即可。

【性味归经】毛豆性平，味甘；归脾、大肠经。

【适用疗效】用于消化不良等症。

【用法用量】每日温热服用 1 次。

【食用禁忌】对黄豆过敏者不宜多食。

【秘方来源】经验方。

功能效用

毛豆有健脾宽中、润燥消水、清热解毒、益气的功效。糙米中含有大量纤维素，可以减肥、降低胆固醇、通便等，有改善肠胃功能、净化血液、预防便秘、减肥及排毒等作用。

鲜藕雪梨粥

【选取原料】莲藕、红枣、雪梨各 20 克，大米 80 克，蜂蜜适量。

制作方法

1. 雪梨去皮后洗净，切成片；红枣去核后洗净；莲藕洗净后切片；大米洗净备用。

2. 锅置火上，放入水，大米煮至米粒绽开，放入雪梨、红枣、莲藕。

3. 用小火煮至粥成，调入蜂蜜即可。

【性味归经】莲藕性凉，味甘。

【适用疗效】有健脾开胃、利尿的功效。

【用法用量】每日温热服用 1 次。

【食用禁忌】不能过量食用。

【秘方来源】经验方。

功能效用

莲藕有清热凉血、通便止泻、健脾开胃的功效；雪梨能促进食欲，帮助消化，并有利尿通便和解热的作用，可用于高热时补充水分和营养；煮熟的雪梨有助于肾脏排泄尿酸和预防痛风、风湿性关节炎。此粥亦适合小儿厌食症。

菠萝麦仁粥

【选取原料】菠萝 30 克，麦仁 80 克，白糖 12 克，葱少许。

制作方法

1. 菠萝去皮洗净切块，浸泡在淡盐水中；麦仁洗净；葱切花。

2. 锅置火上，入清水，放入麦仁煮至熟，放入菠萝同煮。

3.改用小火煮至粥浓稠，调入白糖，撒上葱花即可。

【**性味归经**】菠萝味甘、微酸，性微寒。

【**适用疗效**】用于消化不良、小便不利等症，有生津止渴、健脾之功效。

【**用法用量**】每日温热服用 1 次。

【**食用禁忌**】不能过量食用。

【**秘方来源**】民间方。

功能效用

菠萝营养丰富，有清热解暑、生津止渴的功效，可用于消化不良、小便不利、头昏眼花等症。麦仁含有丰富的糖类、蛋白质、维生素和矿物质，有养心、益肾、健脾的功效。

积滞疳积

银耳山楂大米粥

【**选取原料**】银耳 15 克，山楂片少许，大米 100 克，冰糖 5 克。

制作方法

1.大米洗净，用清水浸泡；银耳泡发后洗净，撕小块。

2.锅置火上，放入大米，加适量清水煮至七成熟。

3.放入银耳、山楂煮至米粒开花，加冰糖熬溶后调匀便可。

【**性味归经**】山楂性温，味甘酸；归脾、胃、肺、肝经。

【**适用疗效**】宽中下气，消积导滞。

【**用法用量**】每日 2 次。

【**食用禁忌**】空腹、脾胃虚弱者慎服。

功能效用

山楂有丰富的营养，适于生食，有开胃消食的功效。银耳富含维生素、天然植物性胶质、硒等营养物质，有滋阴润燥，益气养胃、增强抵抗力、护肝的功效。其合熬为粥，有宽中下气、消积导滞的功效。

茶叶消食粥

【选取原料】茶叶适量，粳米 100 克。

制作方法

1. 粳米泡发洗净，加米煮好，取汁待用。

2. 锅置火上，倒入茶叶汁，放入大米，以大火煮开。

3. 小火煮至粥浓稠，调入盐拌匀。

【性味归经】茶叶性甘，味苦；归心、肺、胃经。

【适用疗效】化痰消食，利尿消肿，益气提神。

【用法用量】温热服用，每日 2 次。

【食用禁忌】不能与药物同服。

【秘方来源】经验方。

功能效用

茶叶中富含叶绿素、儿茶素、咖啡因等成分，能开胃消食；粳米能促进血液循环。茶叶、大米合煮为粥，能消积食而不伤胃，特别适合儿童食用。

小儿流涎

韭菜枸杞粥

【选取原料】白米 100 克，韭菜、枸杞子各 15 克，盐 2 克，味精 1 克。

制作方法

1. 韭菜洗净，切段；枸杞子洗净；白米泡发洗净。
2. 锅置火上，注水后，放入白米，用大火煮至米粒开花。
3. 放入韭菜、枸杞子，改用小火煮至粥成，加入盐、味精入味即可。

【性味归经】枸杞子性平，味甘；归肝、肾、肺经。

【适用疗效】益脾暖肾。

【用法用量】每日温热服用 1 次。

【秘方来源】经验方。

功能效用

枸杞子具有补气强精、滋补肝肾、抗衰老、止消渴、暖身体、抗肿瘤的功效。韭菜具有健胃、提神、止汗固涩、补肾助阳、固精等功效。韭菜、枸杞子、大米合熬成粥，有温脾暖肾的功效。

多味水果粥

【选取原料】梨、芒果、西瓜、苹果、葡萄各 10 克，大米 100 克，冰糖 5 克。

制作方法

1. 大米洗净，用清水浸泡片刻；梨、苹果洗净切块；芒果、西瓜取肉切块；葡萄洗净。

2. 锅置火上，放大大米，加适量清水煮至粥将成。

3. 放入所有水果煮至米粒开花，加冰糖熬溶后调匀便可。

【性味归经】芒果味甘、酸；归肺、脾、胃经。

【适用疗效】用于小儿流涎等症。

【用法用量】每日温热服用 2 次。

【食用禁忌】不能过量食用。

功能效用

梨有助消化、利尿通便的功效。芒果能延缓细胞衰老。西瓜有开胃口、助消化、去暑疾的功效。苹果有健脾养胃、润肺止咳、养心益气等作用。葡萄有降低胃酸、利胆的功效。

流行性腮腺炎

猪肉紫菜粥

【选取原料】大米、紫菜、猪肉、皮蛋、盐、胡椒粉、葱花、枸杞子各适量。

制作方法

1. 大米洗净，放入清水中浸泡；猪肉洗净切末；皮蛋去壳，洗净切丁；紫菜泡发后撕碎。

2. 锅置火上，注入清水，放入大米煮至五成熟。

3.放入猪肉、皮蛋、紫菜、枸杞子煮至米粒开花，加盐、麻油、胡椒粉调匀，撒上葱花即可。

【性味归经】紫菜性寒，味甘咸；归肺经。

【适用疗效】清热利湿。

【用法用量】每日温热服用1次。

功能效用

紫菜有化痰软坚、清热利水、补肾养心的功效。猪肉有补虚强身、滋阴润燥的功效。此粥有清热利湿、解毒消肿的功效。

玉米须玉米粥

【选取原料】玉米须、山药各适量，玉米粒80克，大米100克，盐2克。

制作方法

1.玉米粒泡发洗净；山药去皮，洗净，切丁；玉米须洗净，加水煎煮，滤取汁液备用；大米泡发，洗净备用。

2.锅置火上，注入适量清水，放入大米、玉米粒、山药烧开。

3.倒入玉米须汁液，煮至浓稠，调入盐拌匀即可。

【性味归经】玉米须味甘，性平；归膀胱、肝、胆经。

【适用疗效】利尿、泄热。

【用法用量】每日温热服用1次。

功能效用

玉米须有利尿、泄热、平肝、利胆的功效。山药有健脾、补肺、固肾、益精等功效。其合熬为粥有清热利尿、泄热的功效。

水 痘

香蕉菠萝薏苡仁粥

【选取原料】香蕉、菠萝各适量，薏苡仁 40 克，大米 60 克，白糖 12 克。

制作方法

1. 大米、薏苡仁泡发洗净；菠萝去皮洗净，切块；香蕉去皮，切片。
2. 锅置火上，注入清水，放入大米、薏苡仁用大火煮至米粒开花。
3. 放入菠萝、香蕉，改小火煮至粥成，调入白糖入味，即可食用。

【性味归经】薏苡仁味甘淡，性凉；归脾、胃、肺经。

【适用疗效】健脾祛湿。

【用法用量】每日温热服用 1 次。

【食用禁忌】孕妇忌用。

功能效用

薏苡仁具有健脾渗湿、清热排脓、除痹、利水的功能。香蕉有养阴润燥、生津止渴的功效。香蕉、菠萝、薏苡仁、大米合熬成粥，有健脾祛湿的功效，可用于小儿水痘的治疗。

桃仁花生蛋粥

【选取原料】大米 80 克，核桃仁、花生米各 10 克，鹌鹑蛋 2 个，白糖、葱花适量。

制作方法

1. 大米淘洗干净；鹌鹑蛋煮熟后去壳；核桃仁、花生米洗净。

2. 锅置火上，注入清水，放入大米、花生米煮至五成熟。

3. 再放入核桃仁煮至米粒开花，放入鹌鹑蛋，加白糖调匀，撒上葱花即可。

【性味归经】核桃仁性味甘、温；归肾、肺、大肠经。

【适用疗效】清热除湿、散肿消毒。

【用法用量】每日温热服用 1 次。

【秘方来源】经验方。

功能效用

核桃仁具有补气养血、润燥化痰、散肿消毒等功效。花生有健脾益胃、益气养血、润肺止咳、通便滑肠的功效。其合熬成粥有清热除湿、散肿消毒的功效。

第七章
美容美体调养药粥

肥　胖

绿茶乌梅粥

【选取原料】绿茶 5 克，乌梅 5 克，大米 80 克，青菜、姜、红糖、盐适量。

制作方法

1. 大米泡发，洗净后捞出；生姜去皮，洗净切丝，与绿茶一同加水煮，取汁待用；青菜洗净，切碎。

2. 锅置火上，加入清水，倒入姜汁茶，放入大米，大火煮开。

3. 加入乌梅肉同煮至浓稠，放入青菜煮片刻，调入盐、红糖拌匀。

【性味归经】乌梅性平，味酸、涩；归肝、脾、肺、大肠经。

【适用疗效】排毒养颜，瘦身。

【用法用量】每日温热服用 1 次。

【食用禁忌】妇女正常月经期以及怀孕妇女产前产后忌食之。湿热型菌痢患者忌用。

【秘方来源】经验方。

功能效用

乌梅有止泻痢、止咳的功效。绿茶有提神清心、清热解暑、消食化痰、去腻减肥、清心除烦等功效，此粥能排毒养颜，生津止渴，减肥塑身。

莱菔子大米粥

【选取原料】大米 100 克，莱菔子 5 克，陈皮 5 克。

制作方法

1. 陈皮切成小块。

2. 煮大米至米粒开花。

3. 放入莱菔子、陈皮，粥煮成后调入白糖。

【性味归经】莱菔子性辛，味甘；归脾、胃、肺经。

【适用疗效】排毒瘦身。

【用法用量】每日温热服用 1 次。

【食用禁忌】气虚无食积、痰滞者要慎用；服此粥期间，不宜与人参同用。

【秘方来源】民间方。

功能效用

莱菔子能消食除胀、降气化痰，可用来治疗饮食停滞、脘腹胀痛、大便秘结等症；陈皮有理气健脾、调中、燥湿、化痰的功效。经常食用此粥，有排毒瘦身的功效。

燕麦枸杞粥

【选取原料】燕麦片 50 克，枸杞子 10 克，大米 100 克，糖适量。

制作方法

1. 枸杞子、燕麦片泡发后，洗净。

2. 燕麦片、大米、枸杞子一起入锅加水煮半小时至成粥。调入白糖，煮至糖溶化即可。

【性味归经】枸杞子性平，味甘；归肝、肾、肺经。

【适用疗效】益气补血、减肥塑身。

【用法用量】早、晚餐服用。

【秘方来源】经验方。

功能效用

燕麦中含有丰富的维生素、叶酸，可以改善血液循环，缓解生活与工作带来的压力；此外还含有钙、磷、铁等矿物质，有预防骨质疏松、促进伤口愈合、防止贫血的功效。燕麦片属低热食品，食后易产生饱腹感，长期食用具有减肥的功效。

美发乌发

木瓜芝麻粥

【选取原料】木瓜20克，熟芝麻少许，大米80克，盐2克，葱少许。

制作方法

1. 大米泡发洗净；木瓜去皮洗净切小块；葱洗净切花。

2. 锅置火上，注入水，加入大米，煮至熟后，加入木瓜同煮。

3. 用小火煮至粥呈浓稠状时，调入盐入味，撒上葱花、熟芝麻即可。

【性味归经】芝麻性平，味甘；归脾、肺、大肠经。

【**适用疗效**】滋养肝肾。

【**用法用量**】每日温热服用 1 次。

【**秘方来源**】经验方。

功能效用

芝麻有滋养肝肾、养血润燥、通乳、养发等功效。木瓜是润肤、美颜、通便的美容圣品。木瓜、芝麻、大米合熬成粥，具有滋养肝肾、明目润燥的功效。

南瓜银耳粥

【**选取原料**】南瓜 20 克，银耳 40 克，大米 60 克，白糖 5 克，葱少许。

制作方法

1. 大米洗净；南瓜去皮洗净切小块；银耳泡发洗净，撕成小朵。

2. 锅置火上，注入清水，放入大米、南瓜煮至米粒绽开后，再放入银耳。

3. 用小火熬煮成粥时，调入白糖，撒上葱花即可。

【**性味归经**】南瓜性温，味甘；归脾、胃经。

【**适用疗效**】美发乌发。

【**用法用量**】每日温热服用 1 次。

【**食用禁忌**】不能过量食用。

【**秘方来源**】经验方。

功能效用

南瓜有补中益气、清热解毒的功效。银耳能提高肝脏解毒能力，保护肝脏，有补脾开胃、益气清肠、安眠健胃、补脑、养阴清热、润燥的功效。其合熬为粥有美发乌发的功效。

芋头芝麻粥

【选取原料】大米 60 克，鲜芋头 20 克，黑芝麻、玉米糁各适量，白糖 5 克。

制作方法

1. 大米洗净，泡发半小时后，捞起沥干水分；芋头去皮洗净，切成小块。

2. 锅置火上，注入清水，放入大米、玉米糁、芋头用大火煮熟。

3. 再放入黑芝麻，改用小火煮至粥成，调入白糖即可食用。

【性味归经】芝麻性平，味甘；归肝、肾、大肠经。

【适用疗效】有润肠、乌发之功效。

【用法用量】每日温热服用 1 次。

【食用禁忌】不能过量食用。

【秘方来源】经验方。

功能效用

芋头有益胃、宽肠、通便散结、补中益肝肾、添精益髓等功效。芝麻有补肝益肾、强身、润燥、滑肠、美发的作用。

第八章 滋补药粥

延年益寿

豆芽玉米粒粥

【选取原料】黄豆芽、玉米粒各20克，大米100克，盐、香油适量。

制作方法

1. 玉米粒洗净；黄豆芽洗净，摘去根部；大米洗净，泡发半小时。
2. 锅置火上，倒入清水，放入大米、玉米粒用旺火煮至米粒开花。
3. 放入黄豆芽，改用小火煮至粥成，调入盐、香油搅匀。

【性味归经】豆芽味甘，性凉；归脾、膀胱经。

【适用疗效】健脾开胃、延年益寿。

【用法用量】早、晚餐温热服用。

【食用禁忌】不能与猪肝同食。

【秘方来源】民间方。

功能效用

黄豆芽有消疲劳、美肌肤、防老化、利尿解毒的功效。玉米有调中开胃，益肺宁心，清湿热，利肝胆，延缓衰老的功效，可预防心脏病、癌症。常食用此粥，有延年益寿的功效。

复方鱼腥草粥

【选取原料】鱼腥草、金银花、生石膏、竹茹各 10 克，大米、冰糖各适量。

制作方法

1. 鱼腥草、金银花、生石膏、竹茹分别洗净。

2. 将以上药材下入砂锅中，加 300 毫升清水，以大火煎煮，至药汁约剩 100 毫升。

3. 下入大米及适量清水，共煮为粥，再加冰糖稍煮。

【性味归经】鱼腥草味辛，性微寒；归肺经。

【适用疗效】降血脂、延年益寿。

【用法用量】每日温热服用 1 次。

【食用禁忌】虚寒性体质者忌服。

【秘方来源】民间方。

功能效用

鱼腥草有增强机体免疫功能、抗感染、抗病毒、利尿、镇痛、镇静、止血和抗癌等功效。金银花有宣散风热、清解血毒的功效。竹茹有涤痰开郁、清热止呕、安神除烦的功效。

淡菜粥

【选取原料】淡菜 150 克，竹笋、大米、盐、鸡精、鲜汤、白胡椒粉各适量。

制作方法

①淡菜洗净，再用温水泡透，捞出沥干水分；竹笋切片；大米淘

洗干净。

②锅内加鲜汤，加入淡菜、竹笋、白胡椒粉烧开煮15分钟。

③下入大米，改小火熬成粥，调入盐、鸡精。

【性味归经】淡菜性温味咸；归肝、肾经。

【适用疗效】润肠通便、养血益肝。

【用法用量】每日温热服用1次。

【食用禁忌】消化不良者不宜食用。

【秘方来源】民间方。

功能效用

竹笋有促进胃肠蠕动的功效，能治疗便秘、预防肠癌；淡菜是贻贝的干制品，又名壳菜，有补肝肾、益精血的功效，可用于治疗虚劳羸瘦、眩晕、盗汗、腰痛等症。此粥能补肾益血、延年益寿。

人参枸杞粥

【选取原料】人参5克，枸杞子15克，大米100克，冰糖10克。

制作方法

1. 人参切小块；枸杞子泡发洗净；大米泡发。

2. 大米用旺火煮至米粒完全绽开。

3. 放入人参、枸杞子熬制成粥，调入冰糖即可。

【性味归经】人参性平，味甘、微苦，微温；归脾、肾经。

【适用疗效】健脾益肺，抗衰老。

【用法用量】每日温热服用1次。

【食用禁忌】实证、热证而正气不虚者慎用。

【秘方来源】民间方。

功能效用

人参有补元气、升血压、改善心肌缺血、健脾益肺、抗氧化的功效；枸杞子有补肝益肾的功效。二味与大米合煮为粥，能补血养颜，滋补强身。长期食用，能够延年益寿。

明目增视

猪肝南瓜粥

【选取原料】猪肝、南瓜、大米、盐、料酒、味精、香油、葱花各适量。

制作方法

1. 南瓜洗净去皮切块；猪肝洗净切片；大米淘净泡好。

2. 锅中注水，下入大米、南瓜，转中火熬煮。

3. 粥将熟时，下入猪肝，加盐、料酒、味精，猪肝熟透时淋入香油，撒上葱花。

【性味归经】南瓜性温，味甘；归脾、胃经。

【适用疗效】补中益气、补肝明目。

【用法用量】每日温热服用1次。

【食用禁忌】患有高血压的人忌服。

【秘方来源】民间方。

功能效用

猪肝可改善贫血、头晕、目眩、视力模糊、两目干涩、夜盲及目赤等症；南瓜有补中益气、清热解毒的功效。猪肝与南瓜合熬为粥，能补肝明目、补益脾胃。

气 虚

鹌鹑花生三豆粥

【选取原料】鹌鹑、花生米、红芸豆、绿豆、赤小豆、麦仁、料酒、糖各适量。

制作方法

1. 鹌鹑洗净，切块；其余原材料全部淘净，泡好。

2. 油锅烧热，放入鹌鹑，烹入料酒翻炒，捞出；锅中注水，下入泡好的原材料，大火煮沸。

3. 转中火熬煮至粥成，食用时加糖调味即可。

【性味归经】花生性平，味甘；归脾、肺经。

【适用疗效】滋养气血、益气健脾。

【用法用量】每日温热服用 1 次。

【秘方来源】民间方。

功能效用

鹌鹑有益中补气、强筋骨、耐寒暑、消结热、利水消肿等作用。花生有健脾益胃、益气养血、润肺止咳的功效。此粥具有滋养气血、益气健脾的功效。

鹌鹑猪肉玉米粥

【选取原料】鹌鹑、猪肉、玉米、大米、料酒、姜丝、盐、葱花各适量。

制作方法

1. 猪肉洗净切片；大米、玉米淘净，泡好；鹌鹑洗净切块，用料酒、生抽腌制，入锅煲好。

2. 锅中放大米、玉米和清水，旺火烧沸，下入猪肉、姜丝，转中火煮至米粒软散。

3. 下入鹌鹑，慢火将粥熬出香味，调入盐、鸡精调味，撒入葱花即可。

【性味归经】鹌鹑性甘、平、无毒；归大肠、心、肝、脾、肺、肾经。

【适用疗效】补中益气，养血安神。

功能效用

鹌鹑能够益中补气、强健筋骨、利水消肿。猪肉具有补虚强身、滋阴润燥、丰肌泽肤的作用。此粥具有补中益气的功效。

血 虚

红米粥

【选取原料】红豆 80 克，红枣 10 枚，红米、盐、味精、花椒粒、姜末各适量。

制作方法

1. 红米、红豆、红枣洗净，用清水泡软。

2. 红米、红豆入锅中，加适量清水煮粥。

3. 红枣去核，待粥沸时加入，用小火再煮半小时后调入盐、花椒粒、味精、姜末，稍煮即可。

【性味归经】红豆性平，味甘；归心、小肠经。

【适用疗效】补血益血。

【用法用量】每日温热服用 2 次。

【食用禁忌】尿多之人忌食。

【秘方来源】民间方。

功能效用

红豆有利小便、止吐的功效；红米有补血、预防贫血、预防结肠癌的功效；红枣有补虚益气、养血安神、健脾和胃的功效。几味合熬成粥，长期食用，能强身健体，抗老防衰。

双莲粥

【选取原料】莲子 20 克，糯米 100 克，红米 50 克，莲藕 50 克，红糖适量。

制作方法

1. 红米洗净；糯米洗净后泡水 2 小时以上，莲子冲水洗净，莲藕洗净后去皮切片。

2. 锅中放入红米、糯米、莲藕及适量水，用大火煮至米软。

3. 放入莲子煮半小时，调入红糖。

【性味归经】红米味甘，性温；归肝、脾、大肠经。

【适用疗效】健脾胃、补血益肝。

【用法用量】每日温热服用 1 次。

【食用禁忌】不宜空腹服用。

功能效用

莲子有防癌抗癌、降血压、强心安神、滋养补虚、止遗涩精、补脾止泻、益肾、养心的功效。红米有活血化瘀、健脾消食的功效。糯米营养丰富，是温补强壮的食品，有补中益气、健脾养胃的功效。

红枣乌鸡腿粥

【选取原料】乌骨鸡腿 150 克，红枣、大米、盐、胡椒粉、葱花各适量。

制作方法

1. 乌骨鸡腿洗净，剁成块，再下入油锅中炒熟后盛出；红枣洗净，去核；大米淘净，泡好。

2. 砂锅中加入适量清水，放入大米，大火煮沸，放入红枣，转中火熬煮。

3. 下入乌骨鸡腿，待粥熬出香味且粥浓稠时，加盐、胡椒粉调味，撒上葱花即可。

【性味归经】红枣性味甘温；归脾、胃经。

【适用疗效】补血养血、固精益肾。

【用法用量】每日晚餐服用。

【食用禁忌】不宜久食。

【秘方来源】经验方。

功能效用

乌鸡含有较高滋补价值的黑色素，有滋阴、补血、添精的功效。长期食用，可以养血补血、固精益肾。

阳　虚

羊肉鹌蛋粥

【选取原料】鹌鹑蛋、大米、羊肉、葱白、姜末、盐、味精、葱花各适量。

制作方法

1.鹌鹑蛋煮熟，去壳切碎；羊肉洗净切片，入开水汆烫，捞出；大米淘净。

2.锅中注水，下入大米烧开后下入羊肉、姜末，转中火熬煮至米粒开花。

3.下入葱白和鹌鹑蛋，转小火，熬煮成粥，加盐、味精调味，淋麻油，撒上葱花即可。

【性味归经】羊肉性热，味甘；归脾、胃、肾经。

【适用疗效】健脾温肾。

【用法用量】每日温热服用1次。

功能效用

羊肉有补肾填髓、益阴壮阳的功效；鹌鹑蛋有补益气血、强身健脑等功效。此粥对脾肾阳虚极有补益作用。

附 录
草本在疾病与养生中应用

"冬病夏治"的三伏贴

"冬病夏治"是中医防治疾病里的一个很有特色的方法，它根据"春夏养阳"的原则，利用夏季气温高，机体阳气充沛，体表经络中气血旺盛等有利时机，通过适当内服或外用一些方药来调整人体的阴阳平衡，从而使一些宿疾得以恢复。所以，"冬病夏治"不仅体现了中医中人与自然相协调的整体观念，也体现了中医对疾病重视"预防为主"的理念。

在"冬病夏治"中，对于哮喘病、老慢支、过敏性鼻炎等慢性呼吸道疾病采取三伏天外贴敷药的方法，是几千年流传下来的传统而有效的治疗方法，对慢性患者能起到调节免疫、改善肺功能、平喘止咳的效果，也是现代规范治疗的一项重要辅助治疗手段。

什么是"三伏"？三伏是初伏、中伏和末伏的统称，是一年中最热的时节。每年出现在阳历 7 月中旬到 8 月中旬。传统的三伏日是由二十四节气中的日期和干支纪日的日期相配合来决定的，三伏日即夏至以后的第三个庚日、第四个庚日和立秋以后的第一个庚日。遵照古籍，这是一年之中最炙热的时间，亦即所谓的初伏、中伏、末伏，此时施行贴药治疗就是三伏天外贴敷药法，此时使用的膏药就叫作三伏贴。

三伏贴所用的诸多中药里，白芥子、细辛、甘遂负责温肺散寒、止咳平喘、化痰散结、开窍通络，另外细辛还具免疫抑制作用，可使有过敏体质的患者，减少抗原抗体反应，降低过敏发作概率，也减轻过敏症状；姜汁负责散寒止咳，将这些综合运用使得三伏贴有助于改善气喘。

三伏贴一般四个为一组使用。贴法对时间有一定要求，根据中医理论，每伏第一天是开穴的日子，此时敷贴疗法效果最佳。所以最好每伏第一天来进行三伏贴治疗，当然也不必过分拘泥于此，错过了第一天也会有满意的疗效。三伏贴的敷贴对象为6个月以上儿童及成人，一般成人8～10小时，儿童4～6小时，每次4片，根据个体差异，贴敷时间也可以做适当调整。将三伏贴贴在后背一些特定部位上，可以预防冬天发作的一些诸如鼻炎、气管炎、咽炎、哮喘等疾病，而针对不同的疾病，一般要将四片膏药一起贴在后背的不同位置。贴敷疗法一般三年为一疗程，病程长的患者可适当延长疗程。

使用三伏贴要注意以下事项：

（1）贴敷期间，慎食辛辣、海鲜、羊肉、蘑菇等发物。

（2）冬病夏治法适用于虚寒证，禁用于发热等热证，用之则会使热更盛。

（3）另外还有一些情况不宜使用三伏贴，具体如下：肺炎及多种感染性疾病急性发热期；对贴敷药物极度敏感，特殊体质及接触性皮炎等皮肤病患者；贴敷穴位局部皮肤有破溃者；妊娠期妇女；糖尿病患者；肿瘤患者等。

（4）贴敷后局部皮肤微红或有色素沉着、轻度瘙痒均为正常反应，但若是贴敷后皮肤局部出现刺痒难忍、灼热、疼痛感觉时，应立即取下药膏，禁止抓挠，不宜擅自涂抹药物，一般均可自行痊愈；若皮肤出现红肿、水疱等严重反应时，需及时至皮肤科就医。

（5）有些患者虽不适这种灸法或贴敷，但还可以选用其他冬病夏治法，如针灸、熏洗、拔火罐等。

本草药浴祛病方

前面已经提到，本草药浴一般以具体的病症为配药依据，下面就为大家具体介绍一些治疗各种疾病的本草药浴。

葱姜浴

材料：浮萍、鲜生姜、葱白各15～30克，白酒少许。

用法：将这些药一同捣烂，加水煎取药液半盆，入白酒少许。待药温适宜，嘱患者洗浴，洗遍周身，尤其胸腹部要多洗几遍，每次洗5～10分钟，应避风。洗后立即用柔软毛巾将水擦干，盖被子安卧，待出微汗即可。每日洗1次。

功效：此浴辛温发汗，适用于伤风、风寒感冒，男女老幼皆宜。

夏枯草大黄盆浴

材料：大黄、桃仁、黄连、夏枯草各30克，红花、芒硝各20克。

用法：先将前5味药放入药锅中，加水适量煎煮，过滤去渣后取药液，再加入芒硝拌匀，倒入盆内，先趁热熏肛门2～3分钟，待药温适度时，坐入盆内洗浴20～30分钟，每日1～2次。

功效：此浴可清热燥湿、活血消肿。

严格来说，这是一种熏洗方法，在使用此方时，应使患部与药液之间保持适当距离，太近容易烫伤皮肤，太远则达不到效果。同时可配合做深呼吸运动，使肛门括约肌放松。治疗期间应忌食辛辣、腥发之物，保持肛门清洁。

风湿浴

材料：桑寄生、豨莶草、独活、牛膝、干杜仲、宽筋藤、当归、姜黄、续断、两面针、麻黄、鸡血藤等适量。

用法：将上述药材加水2500毫升，煮1小时，滤取药液置于盆内（留渣、备用复煮），趁热加入三花酒100毫升。洗躯干、四肢。每日1剂，日洗2次，第2次复渣。

功效：此浴具舒筋活络、驱风止痛等功效，适用于风湿周身骨痛、腰膝酸软。

降压浴

材料：豨莶草、罗布麻叶、夜交藤（即首乌藤）、牡蛎（打碎）、吴茱萸适量。

用法：将上述材料加水2500毫升，煮沸40分钟，倒入盆内（滤留渣，备用复煎）。先洗躯干、四肢5～10分钟，然后浸泡两脚10分钟。1日2次（第2次复渣）。

功效：此浴具降压之功效，适用于高血压病。但应注意宜坐着淋浴，并注意室内通风，不要关紧门窗，以免因热气太重引起药晕。

海带浴

材料：海带、龙骨适量。

用法：将海带切碎，准备适量龙骨（打碎），加水1500毫升，煮沸30分钟，去渣。倒入盆内，每晚睡前淋浴全身10分钟，拭干即睡，每日一次。

功效：此浴可安神镇静，适用于神经衰弱失眠。

需要注意的是，药浴时要注意保暖，避免受寒、吹风；浴液温度要适中，不能过热或过冷。高热、高血压患者以及有出血倾向者禁用；还有，药浴并不能代替专业医师的治疗，因此只能将此视作一种养生方法或者辅助治疗，有了病症还是应该先去医院诊治。